Palliative care for delirium
Attention to psychological aspects

Kishimoto Norifumi

せん妄の緩和ケア
心理面への配慮

岸本寛史［著］

誠信書房

まえがき

　いわゆる「せん妄」はがん医療では頻繁に遭遇する状態で，特に死が差し迫った患者さんにはかなり高い頻度で認められるとされています。終末期の患者の3〜4割，死亡直前で9割という報告さえあります（Lawlor et al., 2000）。9割の患者さんに見られるのであれば，それは自然な経過とみなせる部分もあるのではないかということは本文中でも述べました（72頁）が，それはさておき，私自身は，外からは「せん妄」と診断されるような状態でも，患者さん自身は深い体験をしておられることがあるということを，医師になってすぐに経験しました。

　2004年に上梓した『緩和のこころ』では，せん妄状態において体験されていた深い世界を記述し，意識の水準という観点から論じました。今振り返ると，せん妄にアプローチする基本的な姿勢は当時から変わっていませんが，かなり粗削りな議論であることは否めません。本書では，前著で明確にすることができていなかったさまざまな点について論じたいと思っています。

　せん妄は薬物や感染症，電解質異常など，何らかの身体的原因によって生じ，心理的な原因では生じないというのが精神医学の立場ですが，心理的な原因でせん妄が発症したと考えられる症例も多く見てきました。精神医学が教えるアプローチだけでは患者さんの力になれないと感じることがしばしばあり，心理的な側面への配慮は，身体的な要因で生じるせん妄であっても必要だと感じてきました。臨床経験を重ねるなかで，本書で述べたような考えの骨格がようやく見えてきたのはここ数年のことで，今回，私なりの考えをようやくまとめることができました。

　事例を中心に述べましたが，その意図については序章で述べています。第7章では神経科学の知見についても言及していますが，それは独断に陥らないようにと考えてのことです。本書で述べた考え方は，少なくとも現在の神経科学の知見と矛盾するものではなく，それどころか，後押ししてもらえるのではないかと感じています。

　なお，本書は，主として，がん医療に携わる医療者，臨床心理士，公認心理師に向けて書いたものですが，事例を中心に述べましたので，医療関係者でない方にもきっと伝わると思っています。見慣れない病名や薬品名は飛ばしてもエッセンスはつかんでいただけるようにと心がけて書きました。

　本書が，せん妄の治療において心理的側面への配慮に関心が向くきっかけとなればと願っています。

　2020年12月26日

　　　　　　　　　　　　　　　　　　　　　　　　　　　岸本寛史

目　次

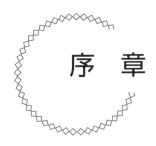

序　章

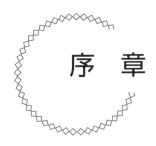「せん妄」の心理的側面

　本書では，いわゆる「せん妄」と呼ばれる状態に対する治療的なアプローチについて，特に，その心理的な側面に焦点を当てながら論じたいと思います。せん妄の緩和ケアには心への目配りが必要である。結論を先取りすればそういうことになります。ただし，せん妄状態における意識のあり方は，通常のそれと比べると変化していますから，心理面に配慮するといっても特別の注意が必要になりますが，それについては追い追い述べていきます。

　「せん妄」は，医学的には，何らかの身体的要因で軽度の意識障害が生じ，周りを認識する能力が落ちている状態と定義されています（DSM[*1]による定義については，第7章で論じます）。たとえば，がん治療で入院中に，周囲には誰もいないのに「（すでに亡くなったはずの）お母さんが来ている」と言ったり，「そこにカバンがあるはずだから取ってくれ」と突然言い始め，「カバンなどありませんよ」と伝えても，「あるはずだ。今すぐ家に帰るからカバンを出してくれ」といくら説明しても納得されず，

---

*1　米国精神医学会による「診断と統計のためのマニュアル」。最新版は第5版（DSM-5）です。

しまいには怒り出してしまうなど，現実検討の力が低下して適切な判断も現状認識もできなくなるような状態になると，医療者の念頭には「せん妄」という診断が浮かんできます。

　医学的な観点からは，「せん妄」は身体的要因や薬物を原因として発症するものであり，心理的なストレスでは生じないとされています。その結果，せん妄の治療では，主として薬物や身体的要因の調整，環境調整に力点が置かれることになりました。しかし，私は，患者さんの語りに耳を傾け，せん妄の発症に至るプロセス，患者さんが体験していること，こちらの対応や言葉かけに対する反応から推し量られる心理状態，治療的関わりを開始してからのプロセスなどを一例一例丁寧に見ていくうちに，心理的な要因が果たす役割は，一般に考えられている以上に大きいのではないかと思うようになりました。強い恐怖だけでもせん妄を発症しますから，原因としても心理的な要因を見過ごすことはできません[*2]。治療的アプローチにおいても，せん妄状態にある患者さんの心理的な側面に対する配慮は不可欠だと考えます。薬物や身体的要因の調整は最低限必要なことで，軽視するつもりはありません。環境調整も，状況によっては必要だと思います。でも，それだけでは十分ではない。薬物療法や環境調整と並んで，せん妄の患者さんの心に対する配慮が必要だ，というのが私の考えです。

　なお，冒頭で「せん妄」に"いわゆる"という断わりを入れたのは，一般には「せん妄」と呼ばれているけれども，私自身としては「せん妄」という言葉はあまり使いたくないというニュアンスを込めています。

　私はそもそも「せん妄」という言葉自体，あまり好きではありません。

[*2]　私が医師になって3人目に受け持った患者さんは，認知症の精査のために入院されましたが，長谷川式簡易知能評価スケールを用いた検査をしている途中から不安が強くなり，その夜にせん妄となりました（岸本，2018）（本書第2章でもこの事例については述べています）。また，神田橋（神田橋ら，2016）も同様の事例について述べています。

現場ではなるべく使うのを避けたいと考えている言葉です。それは「妄」という言葉が，妄想（訂正不能な信念），妄語（嘘，偽り），妄心（迷いの心），妄説（でたらめ），妄動（無分別な行動），妄念（煩悩による邪悪な考え）など，圧倒的に否定的な意味を持つ言葉であり，「せん妄」という言葉は，患者さんと接する前に，意識するしないにかかわらず先入観を与えてしまう危険が大いにあると考えるからです。

　いわゆる「せん妄」と診断されるような状態であっても，患者さん自身はとても深い意味のある体験をしておられる場合があることを，私は少なからず経験してきました（この深い意味のある体験については，これまで拙著で何度か述べてきました〈岸本, 2004, 2015a, 2018, 2020〉。『がんと心理療法のこころみ』〈岸本, 2020〉で述べた冴木さんや光田さんは，その体験を絵でも描写されています）。それで，私としては，「せん妄」という言葉が惹起する否定的な色眼鏡を外して診療にあたりたいという気持ちがあることを，断っておきたいと思います。

本書で対象とする「せん妄」

　「せん妄」は医療現場のさまざまな場面で生じます。集中治療室で医療機器に囲まれて身動きが取れない状態がしばらく続くとき，あるいは手術を受けた後にもこのような状態が見られることが多々あり，それぞれ「ICU 症候群」とか「術後せん妄」と呼ばれたりします。がんの終末期に見られるせん妄は「終末期せん妄」と呼ばれ，その多くは不可逆的だとされています。ステロイドとかオピオイドなど，薬物の影響で生じることもあります。感染症で高熱が出ているときに生じることもあります。このように，「せん妄」は多彩な要因で生じるのですが，この「せん妄」と一括して呼ばれている状態が，同一の病態なのか，それぞれ異なるのかわかっていません。

　本書は，がんなどの身体疾患およびその治療に伴って生じる「せん妄」について論じます。特に焦点を当てたいのは，病状説明の後や終末期に生じる「せん妄」です。個人的には，本書で論じることは，ICU 症候群や術後せん妄など，がんとは異なる状態で生じるせん妄にもある程度敷衍することができるのではないかと考えているのですが，私自身はがん以外のせん妄を診た経験が少ないので，明言は避けたいと思います。

　なお，がんのせん妄に対しては，2019 年に日本サイコオンコロジー学会が，がん患者におけるせん妄に対するガイドラインを公表しました（日本サイコオンコロジー学会・日本がんサポーティブケア学会，2019）（以下，特に断りがなければ，「ガイドライン」と記す際はこのガイドラインを指すものとします）。この「ガイドライン」は，がん診療におけるせん妄に対する標準的な観点を代表するものと考えられますが，そこでは，せん妄の心理的側面への言及はほとんどありません。せん妄の促進因子として「心理社会的ストレス」が図の中で挙げられていることと，本人の安心感を与えるという点で家族の存在が大きいと述べられている程度です。

　一つ注目すべきと思ったのは，家族が期待するケアとして，「患者の主観的世界を尊重すること」「患者にせん妄となる以前と同様に接すること」といった要因を明らかにした，遺族への調査研究（Namba et al., 2007）が紹介されていたことです。「ガイドライン」の本文を見ても，医療者の視界にはせん妄患者の主観的世界，せん妄患者の心はその視界に入っているようには見えませんが，家族は（そして，私の考えでは患者自身も）その主観的世界を尊重してほしいと感じていることがうかがわれるからです。本書では，家族のこのような思いに少しでも応えられるよう努めたいと思います。

事例に拠りながら論じる目的

　本題に入る前に，方法論について述べておきます。本書では，事例に拠りながら話を進めていきます。ただし，私のアプローチが有効であることを示す証拠として事例を述べるわけではありません。事例に拠りながら論じるという方法について，ここで少し触れておきます。

　あるアプローチの有効性を，一つの事例をもって主張することはできません。有効性を主張するのであれば，ランダム化比較試験など，エビデンスレベルが高いとされる方法を用いて検証することが必要だというのが今の医学の考え方です。

　たとえば，デヴリンら（Devlin et al., 2010）はプラセボを対照群とするランダム化比較試験によって，クエチアピンがせん妄の治療に有効であることを報告しました。この論文は，ICU でせん妄を発症した患者 36 名をクエチアピン群とプラセボ群とに無作為に割り付け，せん妄の持続時間などを検討し，せん妄から最初に回復するまでの期間が，クエチアピン群は 1 日（四分位範囲 0.5-3.0 日）に対しプラセボ群では 4.5 日（四分位範囲 2.0-7.0 日）と，有意に短縮しています。これは（真実であれば）けっこうインパクトのある数値です。

　「真実であれば」と但し書きを付け加えたのは，先のデヴリンらのランダム化比較試験では，偶然とはいえクエチアピン群 18 名では，ランダム化される前のフェンタニルの投与量が 0（0-200）μg/d［中央値（四分位範囲）］であるのに対し，プラセボ群では，520（0-1200）μg/d と明らかにかなり多いからです。このことについては論文中で触れられていません。

　フェンタニル 500 μg/d はけっして少なくない量で，これだけでせん妄を誘発しうる量ですから，クエチアピン群に圧倒的に有利な条件で試験がなされているように見えます（本当に無作為なのかと疑いたくなるほどの

違いです)。このことを加味すれば，この試験におけるクエチアピンの効果はかなり割り引いて考える必要があると思います。

　また，クエチアピンは 100 mg/d 分 2 という量が用いられていますので，この点も割り引く必要があります。日本総合病院精神医学会による「せん妄の臨床指針」では，クエチアピンは必要最小量（明示はされていませんがクエチアピンの最小規格は 25 mg 錠で，超高齢者では半量の 12.5 mg との記載がありますから，25 mg/d を想定していると思われます）から始めることを推奨しているからです。

　そうすると，ガイドラインのやり方では，論文の量より少ない量で始めており，さらに論文ではフェンタニルの影響が割り引かれていることを考慮すれば，クエチアピンの効果は，論文が与えたようなインパクトのある効果からはかなり落ちるのではないかと思います。実際に使われているのを見ますと，「臨床指針」のやり方では，せん妄が落ち着くのに 2，3 日はかかることもしばしばあり，そうするとプラセボ群（せん妄期間の平均値 4.5 日）との差は縮まり，フェンタニルの影響がなければプラセボ群のせん妄期間はさらに短くなることが予想されますから，この論文が謳っているほどの効果は期待できないのではないかと思ってしまいます。実際，臨床で使われているのを見ていても，そういう感触を抱きます。

　ともあれ，日本総合病院精神医学会による「せん妄の臨床指針」（日本総合病院精神医学会せん妄指針改訂班, 2015）（以下，「臨床指針」と略します）では，この研究結果やその他の類似の研究結果のエビデンスに基づいて[3]，せん妄に対する薬物療法アルゴリズムが作成され，たとえば，糖尿病のないせん妄患者にはクエチアピンが推奨されることになりました。

---

*3　「臨床指針」の言葉を正確に引用すれば，「各薬剤のエビデンスの強さ，エキスパート・コンセンサス，各薬剤の薬理学的特性を総合して」となります。

　「エビデンスに基づく」という方法は，医療者の見方を知らないうちに変えてしまうという効果を持っています。EBMにおけるエビデンスを，サケットは「（利用可能な最善の）外的臨床エビデンス」（Sackett et al., 1996）とし，ガイアットは「世界における観察」（Barends & Briner, 2014）と定義しています。この観点からすると，臨床場面で観察し，記述したことも，エビデンスとして正当に認められるということになります。ただ，ガイアットは，「私が見たもののあれやこれやもエビデンスではあるが，それにはバイアスがかかっている」と付け加えることを忘れません。それらはエビデンスではあるが，偏ったものであるというわけです（サケットの「最善の」という言葉にも，これらの観点が忍び込む余地があります）。

　このバイアスを避けるために，批判的吟味という方法を経たエビデンス，統計的な研究に裏打ちされたエビデンスを重視するわけです。なぜEBMが医療においてこれほどの強い影響力を持ったかというと，それは，エビデンスに格付けを行ったからです。しかしながら，同時に，臨床観察は最低位のランクに貶められることになりましたから，統計的に裏打ちされたエビデンス以外の側面には目が向きにくくなったのです。

　クエチアピンに話を戻しますと，このクエチアピンの効果に焦点を当ててその有効性を検証するという研究をデザインするときに，それ以外の要因は，いわば背景因子として格下げされます。そうすることで，純粋にクエチアピンの効果を見ようとするわけですが，逆に言えば，クエチアピン以外の要因は視界から消えてしまう。そして，研究によってクエチアピンの有効性が統計的に示されたなら，「せん妄に対してクエチアピンは有効である」という定式が医師の頭に刷り込まれることになります。その結果，せん妄患者に対しては，クエチアピンをいかにうまく使えばよいかという発想になってしまい，同時に，それ以外の要因は視界から薄れてしまうのです。この点については次節の「消えた実在」で，もう少し詳しく説明したいと思います。

　しばらくは，せん妄患者をクエチアピンでいかにうまく治療するかということに関心が向かい，それは，次に新たな薬が出るまで続くでしょう。そのうち，新たな薬が出てきて研究がなされ，そちらのほうが有効だとわかれば，その新しい薬をどう使うかということに関心が移ります。このパターンは延々と続き，いつまで経っても薬以外の要因が視界に入ってこないのです。

　薬物以外の要因を考えようと思えば，まずそれを視界に入れる必要があります。視界の外にあるものは見えないからです。本書で事例を示しながら論じていくのは，せん妄と呼ばれている状態で，いったい何が生じているのかを見るためです。せん妄患者の心理状態に配慮することが大切である，ということに反対する医療者はいないでしょう。しかし，いくら大切だと言っても，そのための方法を考えないのであれば，何も変わりません。もし本当に，せん妄患者の心に配慮しようと真摯に考えるのであれば，一例一例でどんなことが生じているかをつぶさに見ていくことが必要となります。そのための方法論が事例研究だと私は考えています。

　事例研究については拙著（岸本，2018，2020）で詳しく述べましたので，ここでは要点にとどめます。本書で示す事例の元となる記録は，記憶に基づく逐語録です。私は，可能な範囲で，診療の記録を逐語形式で残すということを意識してきました。これは臨床心理学における事例研究に準じたものです。そうすることで，患者が何を語り，こちらの聞き方にどう反応されるかが見えてきます。

　患者の主観的な世界を知ろうと思えば，語り，表情，行動などを手がかりとして推し量るしかできません。それは主観的だと批判されるかもしれませんが，患者から聞いたこと，自分が言ったことを，記憶が薄れてしまわないうちに記録に残すことを日々繰り返しながら患者へのアプローチを考えていくほうが，振り返りもせずにただひたすら自分が良いと考える治療を行っていくよりも，客観的な態度だと言えるのではないでしょうか。

本書における議論は，そのような臨床の記録が元になっています。

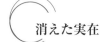
消えた実在

　統計学的な方法がモノの見方を変えてしまうという点について，もう少し考えておきたいと思います。統計学的な根拠，という考え方が医療に入ってきたことで，そこで検討される薬物（先の例ではクエチアピン）以外の要因が医療者の目に入らなくなってしまう危険があると指摘しました。この話をもう少し広げると，この種のことが医療のあらゆる側面で生じてきたために，エビデンス以外の側面が，特に患者の主観的な世界が，医療者の視界から消えてしまいつつあることが危惧されます。

　これは「エビデンスに基づく医療」に内在する弊害だと私は考えます。いくら「エビデンスに基づく医療」が患者の意向を尊重すると謳っても，統計学を中心に据える限り，どうしても患者の意向は二の次になってしまう。それは，統計学の性質上，そうなってしまいやすいという事情があり，この点を意識しておかないと，知らないうちにこちらのモノの見方が変わってしまうのです。この点についてアガンベンの議論を参照しつつ，考えてみたいと思います。

　アガンベンは，理論物理学者マヨラナの「物理学と社会科学における統計的法則の価値」という論文に基づきながら，「量子論力学の確率論的法則が原子体系の状態を認識することではなく，『統御する』ことを目指しているように，社会統計学の法則も，社会現象の認識ではなく『統治』を目指している」（Agamben, 2016/2018）（傍点は引用者）と述べています。これは非常に大切な洞察です。

　マヨラナはここで，物理学における統計的法則の性格が変化したことを指摘しています。古典物理学においては，初期条件を細部にわたってくまなく認識することが断念されたために，確率論的な実在観が採用されるこ

とになりました。初期条件をすべて決定できないから確率論的に世界を記述するということで，統計的法則はあくまで世界を記述するために採用されたのです。

　ところが，量子論力学においては，「いかなる測定の結果も，攪乱が引き起こされる前に存在していた不可知の状態よりも，むしろ実験自体の過程でその体系がつれていかれる状態に関係しているように見える」，つまり，世界を認識することよりも，介入によってある一定の方向に向かうよう「統御」することに関わるようになったというわけです。原子爆弾の製造が可能となった背景には，統計学のこのような性格の変化があったといいます。つまり，統計は世界を記述するための道具から，世界をコントロールするための道具に変わったのです。

　確率が導入されると，実在の領域が確率の領域に置き換わり，実在が宙吊りにされ，世界は「単に可能的な状態で考察された出来事に関わるもの」にすぎなくなってしまうと，アガンベンは言います。統計的なモデルが実在の代わりに本質的なものとされてしまうのです。

　量子論力学においては，統計が導入され，量子の世界の記述ではなく統御に用いられるようになり，実在する世界が統計学的モデルに置き換わりました。医療の世界でも同じようなことが起こりつつあると思います。「エビデンスに基づく医療」というかたちで医療に統計学が導入され，患者や病の記述ではなく，統御のために統計学が用いられるようになり，統計的なモデルが幅を利かせるようになると，知らぬ間に実在する患者や病が（医療者の目から）姿を消してしまう。そんなことが起きているのではないかと感じます。姿を消した患者の姿を取り戻すために，事例研究という方法が必要なのだと私は考えています。

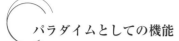

パラダイムとしての機能

　それではなぜ，姿を消した患者の姿を，事例研究によって取り戻すことができるのでしょうか。それは，事例研究にはパラダイムとしての機能（斎藤，2013）があるからだと私は考えます。

　アガンベン（Agamben, 2008/2011）によれば，パラダイムとしての機能とは「より広い歴史的な問題の文脈全体を構成し，理解できるようにすること」であり，「ただその固有の単独性を提示することで，新しい全体を理解可能にする」ことだとされます。事例の厚い記述によって，統計学的研究からはこぼれ落ちる細部が視界に入り，症状が埋め込まれている広い文脈を考慮に入れながら治療アプローチを検討することができます。パラダイムによって見出される「新しい全体」の姿は，個別でも一般でもない，とアガンベンは言います。このような「全体」は，一般的な原則を個に適用していくという演繹的なアプローチでも，多数の個から普遍を目指す帰納的なアプローチによっても得られません。パラダイムは，類似（アナロジー）を通して，「個別から個別へと進む」からです。

　本書は，個別の事例を描き出すことで，一般的な治療アプローチを引き出そうとしているわけではありません。あくまで個別の事例を丁寧に記述するなかで，それまで見えなかった，ある「新しい全体」が見えるようになることを目指しています。

第1章 入り口としての病歴

　それでは早速，せん妄に対する治療的アプローチについて考えていきたいと思います。

　終末期せん妄は不可逆的（だからあまりできることはない）と診断して紋切り型の対応をするのではなく，一期一会と心得て，やりとりのなかに手がかりを探していく，そんなスタンスを保つことで思わぬ展開が生じることもあると教えていただいた事例です[*4]。

　なお，本書で紹介する事例はすべて仮名であることを，最初にお断りしておきます。

事例　家田さん（70代，男性）

　家田さんは，私がお会いする7年前に腎機能障害で近医から当院に紹介されました。精査の結果，ANCA関連腎炎と診断され，ステロイド剤による治療が開始となりました。その後6年間は落ち着いておられましたが，1年前の6月にサイトメガロウイルス腸炎と副腎不全で1週間ほど入院されました（サイトメガロウイルス腸炎はステロイド内服による免疫低

[*4] 本文中には病気や薬の名前がいろいろと出てきます。医療者以外の方には馴染みがないかと思いますが，最小限の説明を加えながら，その詳細がわからなくても事例で生じていることはつかんでいただけるように心がけました。

下を背景に発症したものと思われ，副腎不全は自己判断でステロイド内服を中断したことによるものと考えられました）。

【直腸潰瘍】

　8月下旬にはやはり食欲不振で2週間ほど入院，さらに11月初旬に熱が出て動けなくなったということで入院されました。10月頃からご自身の判断でステロイド剤を飲まなくなったということで，その影響も考えられましたが，ステロイドを再開しても回復は芳しくなく，全身状態も悪化してきていることが懸念される状況でした。すぐに退院して自宅療養することは難しいということで，12月2日にリハビリ病院に転院されました。

　12月28日，下血を認め，血圧も下がっているということで，出血性ショックと診断されてリハビリ病院から当院に救急搬送となりました。すぐに消化器内科医により内視鏡が施行され，急性出血性直腸潰瘍を認め，クリップ止血術にて止血がなされましたが，その夜は不穏傾向となりました。

　その後は出血が治まっていたため，翌年の1月5日に再びリハビリ病院への転院調整が始まりましたが，1月7日の早朝に再び出血を認め，緊急内視鏡で二度目のクリップ止血術が行われました。1月8日にも再び下血があり，再度クリップ止血術がなされています。この状態ではリハビリ病院への転院は難しいということで，1月10日には一般病院への転院調整が始まっています。このように，半年前から入退院を繰り返し，今回の入院では下血で二度も命が危ないところを乗り越えたところでした。

　1月15日の夜に再び夜間不穏傾向となり，16日に精神科に依頼となり，せん妄と診断されて投薬の調整がなされました。「不穏傾向」といってもイメージしにくいと思いますので，看護記録をもとに，15日の夜の様子を再現するとこんな感じです。

　夕食後にお薬を内服されましたが，大きな声を出す様子あり（何を言っ

14

ておられたかは記載がないのでわかりません）。21 時 20 分に，やはり眠
前の薬（ラメルテオン 8 mg，スボレキサント 15 mg，クエチアピン
25 mg）を内服されましたが，22 時には「ベッド柵をガタガタと故意に揺
らし，大きな声を出す」ため，ハロペリドール 5 mg（せん妄の治療薬と
される抗精神病薬です）の点滴が開始となりますが落ち着く様子がないた
め，23 時からフルニトラゼパム 2 mg（催眠作用のある鎮静剤です）の持
続点滴が始まります。1 時 30 分は呂律の回らない声を出し，ベッド柵を
ガタガタ揺らすためフルニトラゼパムを早送り。3 時になっても体動が激
しいため，フルニトラゼパムを早送りの後，増量。その後ようやくうとう
とし始めたという状態でした。

　それで，翌 16 日に精神科の先生の診察があり，投薬が調整されました。
16 日の夜は以下のような様子でした。18 時 30 分に睡眠剤（ラメルテオン
8 mg）と 1 種類のせん妄治療のお薬（オランザピン 5 mg）を飲まれまし
たが，20 時になっても落ち着かないため，精神科の先生の指示の屯用の
内服薬（オランザピン 2.5 mg）を服用されました。しかしながら落ち着
かないため，20 時 30 分にハロペリドール 5 mg の点滴，21 時なっても様
子が変わらないため，フルニトラゼパム 2 mg の持続点滴が前日の 2 倍量
の速度で始まってようやく眠りにつかれ，その後点滴は漸減して朝 5 時に
終了となっています。

【おったのか】
　翌日の 1 月 17 日に主治医の先生から緩和チームに依頼があって，私が
病室にうかがいました。この日，午前中は前夜の睡眠薬の点滴の影響もあ
り，体を揺すって起こしても覚醒されず，11 時半頃に機械浴に入ってい
るときも寝ておられたようです。12 時 30 分に車椅子に移してもらった後
もうとうとされている状態が続いており，私が訪室したのはそういう状態
のときでした。本人は車椅子に座っておられ，隣には奥さんが硬い表情で

様子を見守っておられました。

　なお，事例内の〈　〉は私の言葉，「　」は患者さんや家族の言葉，・・
は沈黙がしばらく続いたことを示します。

〈一緒に見せてもらうことになりました。岸本と言います。どんな具合
ですか？〉。朦朧としながらですが，私の問いかけに対して，聞き取りづ
らい部分もありますが，モノトーンな調子で次のように話し始められまし
た。

「具合はよくないですね。リハビリがね。行ってたんですよ。動けなく
て。家内も３日間いなくて。家内も大変で。・・動けないし・・食べれな
いし。どうなったかよくわからなくて」〈去年の夏ぐらいから調子が悪
かったんですよね。食事も食べられなくて何度か入院もされていたんです
よね〉「そう」。ご本人の話を聞きながら，傍におられた奥さんの様子にも
目を配っていたのですが，硬かった奥さんの表情が和らいでくるのが見え
たので，このタイミングで「奥さんですよね」と声をかけると，家田さん
本人が「おったのか」と言われ，ここではじめて奥さんが横にいることに
気づかれたようでした。すると，奥さんが話し始められます。
　妻：「私も食道がんで治療をしていました，３カ月入院して，それで４
階と５階で主人と私と，こちらでお世話になっていました」。奥さんが語
るのを聞きながら，だんだん本人の表情も和らいでくるのが見えます。奥
さんは続けて話されます。「今，家のリフォームをしていて。叔父の家が
同じ敷地内にあって。この人は長男なので，二人の叔父を最後までみまし
た。叔父が亡くなって家だけ残ったので，その家に移ろうかと準備をして
います。そちらのほうが日当たりもいいので」。家田さん：「そうしたらマ
ンションが建ってしまって。子どもたちのお金も出してもらったから
……」。妻：「二人の息子の学費を出してもらったんです。それもあったの

で，叔父たちにはむげにできなくて最後までみました。あら，この人元気になってきましたね」。この話を聞きながら，本人も笑っておられます。この後，二人の息子さんの話，本業の話などもされました。妻：「元気が出てきてよかったわ。目に力も出てきたし」。

　前夜の睡眠剤の点滴などの影響もあるのか，最初はうつろな目で，生気のない表情をしておられました。上記のように話しかけると，ポツポツとモノトーンな調子で話し始められました。内容はつかみかねる部分もありましたが，奥さんが解説をしてくださったこともあり，概ね理解できました。たとえば，「家内も3日間いなくて」は，奥さんが3カ月間，食道がんで入院されていたことを指していると思われ，奥さんを気遣う気持ちもあることがうかがわれました（じつは前年の9〜11月，ご本人が入退院を繰り返しておられた間，奥さんも食道がんの治療のために入院しておられたのです。その際，本人は4階の病棟に，奥さんは5階の病棟に入院されていたのでした）。

　中盤くらいからだんだん目に力が戻ってきて，言葉は聞き取りにくいところもありますが，表情は和らぎ，笑顔も混じるようになり，良い表情をして診察を終わることができました。この間，約15分ほどです。

　このときのやりとりについては後で振り返ることにして，この後どういう展開になったかをまずお話ししましょう。この日は金曜日でした。週末に予定がなければ病棟に様子を見に行ったかもしれませんが，あいにく出張が入っており，訪室できなかったため，私が次にお話をうかがうのは3日後の月曜日となります。

【その後の経過】

　私の診察の後の様子は，看護師の記録によると，夕方まで再びうとうと

されていました。夜は精神科の先生が調整された内服薬（ラメルテオン
8 mg，スボレキサント 15 mg，オランザピン 5 mg，トラゾドン 50 mg）を
服用され，この日は点滴を使わずにすみました。午前 2 時半に「お願いし
ます」と声がしたため，看護師が訪室すると，水が飲みたいと言われ，少
量の水を飲まれた後は「ありがとう」と言われ，穏やかな様子，と看護師
も評価しています。

　その後すぐに入眠されたようでした。午前 5 時 20 分にベッド柵を叩い
ている音に看護師が気づき，訪室すると，「トイレに行きたい」と言われ
ます。このままできますよ，と説明するも「何か敷いてもらわないと」と
心配されていたようなので，おむつをしているから大丈夫と説明すると納
得されました。続けて「薬が喉に引っかかっている。爪楊枝が欲しい」な
どさまざまな訴えがありましたが，口腔内確認するも内服薬はなく，病棟
には爪楊枝がないと説明して納得していただいたとのことでした。

　翌日の夜もおおむね穏やかに過ごされました。その翌日の 19 日（日曜
日）の 18 時 30 分に，口の中に手を入れる仕草があり，虫歯に薬が詰まっ
ていると言われ，看護師が確認したところ，内服薬が奥歯に半錠詰まって
いるのを発見し，取り除いたとの記載がありました。18 日の朝に「薬が
喉に引っかかっている」との訴えは，実際には喉ではなく奥歯でしたが，
感じておられた違和感を表現された言葉であり，気のせいなどではありま
せんでした。

　19 日の深夜から喀血と下血が始まり，明け方の 4 時頃には，大声を出
し始め，手につかめるものを何でもつかんでしまうという状態になられま
したが，喀血のため酸素化がかなり悪化していて実際にかなり苦しい状況
だったと思われ，せん妄というよりは息苦しさゆえの行動だったと思われ
ます。

　その後意識レベルが低下して，20 日の月曜日の朝，私が訪室したとき
には，すでにかなり厳しい状態になっていました。奥さんは「急に悪く

なってしまいました。家に帰ってきてもいいようにとリフォームもしていましたが……金曜日に笑顔が見れてよかったです」と言われました。本人に呼びかけるとうっすらと目が開き，声は届いているようでした。

　お昼過ぎに息を引き取られました。挨拶に行くと，身内の方がたくさん集まっておられ，奥さんが「この先生と話しているときに，最後，笑ったんです」と話してくださいました。

薬の力だけでは笑顔にはなれない

　奥さんやご家族が「最後，笑ったんです」というイメージを抱いてお別れをすることができました。大声をあげたりわめいたりしながら逝ってしまったという印象を抱いたままお看取りになった場合，それも一つの生き方だという見方もありますが，ご家族は辛い思いを抱いたままその後の人生を送ることになりかねません。その辛さがわかっているからこそ，さまざまなお薬を調整しても落ち着かない状態が長く続くと，「耐え難い苦痛」と評価され，楽にするための手段として深い持続鎮静が提案されるということになるのだと思います。それでは，家田さんの場合，どうしてこのような展開が可能になったのでしょうか。

　精神科の先生のお薬の調整がうまくいったという面ももちろんありますが，1月16日に「せん妄」になられてから亡くなられるまでの間，笑顔を見せられたのがおそらく私の診察のときだけだったということを考えると，少なくとも薬の力だけでは笑顔になっていただくことはできなかったのではないでしょうか。

　とはいえ，上記の事例の経過からは，丁寧に話を聞いたら笑顔になられた，と思われる方もいらっしゃるかもしれませんが，実際には，それほど簡単ではありません。話を聞くと言っても，患者さんの意識状態は変化していますので，普通に話を聞いても何を言いたいのかわからないこともあ

ります。それで「辻褄の合わないことを言っている」と評価してそれ以上耳を傾けるということができなくなります。

　外から見て辻褄が合わないことを言っているように見えても，患者さんがどういう体験をしているか，患者さんの視点から世界を見てみようと想像することが患者さんと繋がることになります。いわば，患者さんがいる暗い世界（この比喩を使う理由は後で述べます）に飛び込んでいくような聞き方が必要になります。そのための入り口として，詳しくはこの後述べていきますが，私は診察前に病歴を丁寧にたどっておくようにしています。そして話を聞きながら私のなかでさまざまな連想を広げて，患者さんがいると思われる世界に入っていこうとします。とはいえ，考えすぎると話の流れから外れてしまって，聞くことにコミットできませんから，自然なかたちで話を聞きつつ，同時に，いろいろと考えていくというような聞き方が必要になります。

　せん妄の患者さんがいる世界は，通常の常識的な世界ではなく，例えて言えば夢のような世界（この比喩を使う理由も後で述べます）ですから，そこに入っていくことには危険も伴います。そこに溺れないように，こちらの世界との命綱も残しておかねばなりません。傍で見たらただ聞いているだけのように思われるかもしれませんが，言語的なレベルでも非言語的なレベルでも，相手の反応を見ながら聞き方や言葉のかけ方などを微妙に調節しながら聞いていますので，心のエネルギーは相当使っています。

　私は医師になって30年近くになりますが，最近になってようやく，このような出会い方ができることも増えてきたと感じます。最初は試行錯誤の連続で，ガイドラインに謳われているような型どおりのケア（照明を調整して昼夜のめりはりをつけること，日付や時間の手がかりとなるカレンダーや時計を置くこと，眼鏡や補聴器の使用を促すこと，オリエンテーションを繰り返しつけることなど）を取り入れたこともありましたが，すぐにこのような方法では効果がないどころか，場合によっては逆効果にな

ることも観察してきました。

　経験を重ねるうちに，この例のように，せん妄状態にある患者さんの心と繋がることができると感じるケースが増えてきました。もちろん，力になれないと感じるケースもまだまだありますが，本書では，うまく繋がれたと思うケースを振り返りながら，そのポイントについて考えることで，せん妄へのアプローチで留意すべき点を浮き彫りにすることができればと思います。

　本書では，序章で述べたように，具体的な事例を示しながら私のアプローチを述べていきますが，野球選手が打撃方法や投球方法を伝えるのに似たところがあって，これを読んだからといってすぐにうまくいくというわけにはいかないと思います。ハウツー式のヒントを求めておられる方には期待外れと映るでしょう。もっと誰にでもできる簡単な方法を教えてほしい，と言われるかもしれません。しかし，簡単な方法などありません。一例一例のやりとりを振り返り，そこから学んだことを次に活かしていく，ということくらいしかできません。

　「私の目標は臨床から"名人芸"を一掃すること」と放言した EBM の大家もいらっしゃったようですが[*5]，イチローの方法が誰にも真似できないからといってイチローを批判する人はいないでしょう。"名人芸"に学ぶのならまだしも，一掃するのはお門違いではないでしょうか。もっとも，私のアプローチは名人芸の域には程遠いと思いますが。それでも，プレーヤーとしてフィールドに立つ限りは，標準的なやり方から外れても，さまざまなボールに対応できるように自分の力を磨いていきたいとは思います。いつでもどこでも誰にでも当てはまる，というわけにはいかないと思いますが（そもそもそんなやり方はないと思うのですが），実際に臨床

[*5]　これは徳永進先生の『「いのち」の現場でとまどう』（岩波書店，2019 年）という本の書評（津田，2019 a）に書かれていたエピソードです。

で格闘している臨床家に響くところがあれば，と願います。

せん妄への心理的接近に対する警鐘への反論

　これから，せん妄状態にある患者の心にいかに繋がるか，ということについて論じていきたいと思います。せん妄のなかでも特に，死を前にした患者のせん妄状態について考えたいと思うのですが，これらのせん妄がちょっとした声かけやカレンダーを置くくらいで良くなるのであれば，これほど楽なことはありません。しかし，現実はそれほど単純ではないことは，臨床に携わっている方なら嫌というほど思い知らされているはずです。せん妄患者の心を理解するのは，簡単なことではないのです。

　ナラティブの重要性を認める方のなかにも，せん妄患者の語りを聞くことは「追求しすぎないのが良い」と警鐘を鳴らしている方もおられます。その理由として，せん妄は早期治療が重要であり，特に終末期のせん妄はもはや可逆的ではなくなっていること，ナラティブを前面に出すと，患者を知ることに貪欲になるあまり，知られたくないことをも知ろうとしすぎる傾向になることを挙げておられます。実際には早期に治療介入しながら，そのなかで患者の態度や話を少し医療者の頭の片隅に入れておくようにする程度が現実的なのだ，と主張されています。

　上記の主張は一見もっともだと思われる方もいらっしゃるかもしれませんが，私からすると理解できない部分がたくさんあります。たとえば，「早期に治療介入」と言われていますが，この「早期」とは何を想定されているのでしょうか。いくつかの可能性がありますが，まず浮かんでくるのは，せん妄の自然経過が初期，中期，晩期というような進行過程をたどると想定し，さらに時間の経過とともに可逆的から不可逆的になっていく，だから，早いうちに治療を行うべきだ，と主張しておられるのではないかということです。

　しかし，せん妄は「ガイドライン」にもあるように，基本的には急性の発症様式をたどります。過活動型のせん妄が放置されることは少ないでしょうから，過活動型のせん妄治療は押し並べて早期治療と言えるでしょう。とすると，「せん妄は早期治療が重要」は低活動型のせん妄治療が重要という意味でしょうか。しかし，低活動型せん妄が進行すると過活動型のせん妄に移行するとは限りませんから，低活動型のせん妄への治療を「早期」治療ととらえることには無理があると思います（そもそも同じ病態かどうかもはっきりしていませんし，私自身は後に述べるように，「せん妄」の定義そのものから考え直す必要があると感じています）。

　「早期治療」が発症後早期の治療介入を意味するということであれば，その重要性には賛同しますが，それがなぜ患者の語りを聞くことと相容れないのかはわかりません。「予防が重要」という意味であれば，これも賛同はいたしますが，発症したせん妄に対してはどうすればよいのでしょうか。

　「可逆性」の判断も非常に難しいと思います。不可逆的という言葉は，患者の心につながる可能性を絶ってしまう強い言葉ですが，何をもって不可逆的と判断するのか。「ガイドライン」には，せん妄の経過の特徴として変動性が挙げられています。経過が変動するのであれば，不可逆的であるとの判断はかなり難しいはずです。「不可逆的」と判断した瞬間から，患者の心に繋がろうとする試みが放棄されてしまうことのほうが問題ではないかと思うのですが。不可逆性の過活動型せん妄と判断され，鎮静も考慮されかけた状態からでも意識障害は改善し，素面に戻り，抗精神病薬もベンゾジアゼピン系の睡眠薬も漸減中止して穏やかに亡くなられるというケースも経験しました（第6章で述べます）。このような事例を経験すると，不可逆性の過活動型せん妄と診断することには慎重にならざるを得ません。

　もちろん，薬の力を借りて鎮静を図ることが必要な状況があることは承

知していますし，私も使います。とはいえ，興奮されたり落ち着きがなくなる事例と格闘しながら，関わり方によってせん妄の火を煽ることもあれば，その熱りを冷ますこともあることも経験してきました。また，いくら相手が混乱しているように見えても，こちらに患者のことを理解しようという姿勢があるのとないのとでは，同じお薬を使うにしても効き具合が違うと私は考えています。

　また，「ナラティブを前面に出すと，患者を知ることに貪欲になるあまり，知られたくないことをも知ろうとしすぎる傾向になること」という主張には，ナラティブに対する誤解があるようです。知られたくないことを知ろうとしすぎて無理に語らせることがナラティブ・アプローチではありません。では，どうすれば良いのか。それについては本書全体を通じてお答えすることになるかと思います。

せん妄患者の心へ通じる道としての病歴

　それでは事例に戻り，家田さんの診察を振り返って，その鍵となるポイントについて述べてみたいと思います。家田さんの診察の様子について紹介する前に，病歴を詳しく述べました。それは単に慣例に従ったものではなく，病歴を把握しておくことが，せん妄状態の患者の心に繋がるための入り口の一つになると考えているからです。ただ単に病歴を把握するだけでは足りません。想像力を働かせて，患者が病気の診断を受けて現在に至るまで，どのような体験をしてこられたか，という視点から病歴を振り返ってみるのです。

　たとえば，家田さんは 7 年前に ANCA 関連腎炎と診断され，ステロイド治療により小康状態を得られていました。多くの医療者は，この事実を客観的に，つまり，外から把握したところで止まってしまいます。ここでは ANCA 関連腎炎について詳しく解説することはしませんが，この比較

的稀な腎炎の診断を下されて，7年にもわたってステロイド剤を飲み続けることが，家田さんにとってはどんな体験だったんだろう，というところまで考える医療者は残念ながら少ないと思います。このように想像力を膨らませることが家田さんの心に近づく一つの入り口とならないでしょうか。

　もちろん，実際のところどうだったのかはわかりませんが，7年にも及ぶ治療の大変さを想像しながら家田さんの話を聞くのと，単に「辻褄の合わないことを言っている患者」と思って会うのとでは，関係の質が変わってくると思います[*6]。自分の病気のことを気にかけてくれているかどうかは，患者側からすると，たとえせん妄状態であっても察知されるところがあると思うからです。

　次に，前年の6月くらいまでは比較的病状は落ち着いておられたのに，お会いする半年くらい前から（私が家田さんにお会いしたのは1月17日でしたから），入退院が頻繁になっていることがわかります。この半年の間に何かあったのではないか，という疑問が生じます。生活状況の変化や心理的なストレスになるようなことが起こるときに，病状が変換することはしばしばあります。これらを因果関係で理解することには慎重にならねばなりませんが，一つの疑問として頭の片隅にとどめておくことが，話を聞くうえでも役に立ちます。

　前年の6月に自己判断でステロイドの内服を中断との記載もありました。服薬管理ができない患者という目で見たくなるかもしれませんが，6年にもわたってステロイドを飲み続けてこられたことを考えれば，飲めな

[*6]　こういう主張に対して，エビデンスを示せと言われる方もいらっしゃるかもしれませんが，そういう方はEBMにおけるエビデンスを誤解しておられます。EBMにおけるエビデンスは，不確実性を払拭できる錦の御旗ではなく，臨床とは解釈学的実践であるという厳然たる事実を突き付けるものだからです。病歴をろくに把握もしていない医療者と，病歴から自分のことをわかろうとしてくれる医療者と，同じ医療を施されたとしたらどちらが効果的か，エビデンスを示すまでもないでしょう。

くなった事情があるのではないかと察するほうが生産的でしょう。また，サイトメガロウイルス腸炎は，免疫力が低下したときに出てきます。ステロイドの長期服用は免疫力を低下させますから，ステロイドをもし飲み続けていたら，サイトメガロウイルス腸炎はさらに悪化していたかもしれません。

　ステロイド内服の中止により，副腎不全となってしまった（長期にわたりステロイド剤を内服していたので自分で産生する力が抑制されてしまい，副腎皮質ホルモン不足となってしまった）ため，結果的にはステロイドの継続は必要だったわけですが，ステロイドの一時中断は医学的に見ても決して間違いとは言えない面があります。

　11月に入院されたとき，自己判断で10月から再びステロイド剤を飲まなくなっていたことが明らかとなりました。「拒薬の患者」というレッテルが貼られがちですが，私は，やはり何か事情があったのではないか，話の流れのなかで聞けるようなら聞いてみたいと，付箋を残すようなつもりで頭の片隅にとどめておきました（無理に聞き出そうとしているわけではありません。ただ，このように疑問に思うところを頭の片隅にとどめておくのとそうでないのとでは，患者との繋がり方に差が出てくると思います）。

　11月の入院のときには，ステロイド剤を再開しても回復は芳しくなく，全身状態も悪化してきていることが懸念される状況でした。そして年の瀬も押し迫った12月28日，下血による出血性ショックで救急搬送されます。直腸潰瘍が判明して緊急に処置をされ，一命を取り止められました。直腸潰瘍は重篤な基礎疾患を持つ高齢者に見られ，無痛性の大量出血で発症し，ショックなど全身状態の悪化をきたし，重篤な転帰に至る症例も多いことで知られています。出血のたびに緊急内視鏡が行われたのもそのためです。

　家田さんからしてみれば，突然大量出血して救急搬送されたわけですか

ら，死も覚悟されたのではないかと思います。その夜に不穏になられたのは，もちろん出血による貧血の影響などもあるでしょうが，死の恐怖も後押ししたと思われます。一度落ち着かれましたが，1月7日と8日に続けて下血されたわけですから，たとえは悪いかもしれませんが，いつ爆発するかもしれない時限爆弾を抱えているような心地で，相当の恐怖を味わわれたのではないかと察せられます。正気を保っていられるほうがむしろ不思議とも言える状況ではないかと考えました。

　このように，病歴をたどりながら，家田さんの心情を察して，話を聞く前から家田さんの心情に共感できるような構えを作っておくのです。ただし，お会いするときは，これらの情報は一度白紙に戻すことも必要です。というのも，これらを先入観として強く持ちすぎると，こちらが作り上げたストーリーに誘導してしまう可能性があるからです。しかし，このような構えがあると，出てくる話に共感することがやりやすくなりますので，私はせん妄の患者さんの診察にあたっては特に，病歴を丁寧にたどるということを下準備として行うことを心がけています。

清明な意識のときと同じように聞く

　さて，このような下準備をして病室にうかがいました。部屋に入ると車椅子に座っておられ，傍で奥さんが見守っておられますが，本人は少しうとうとしておられる感じでした。早速，車椅子のそばまで行って中腰になり，目線の高さもほぼ揃えて，〈一緒に見せてもらうことになりました。岸本と言います。どんな具合ですか？〉と挨拶をしました。相手がどれほどせん妄で混乱しているように見えても，意識が清明なときと同じように，自己紹介をし，挨拶をして，具合をうかがう，という姿勢を保つことが大切だと思っています。

　最初はまず，「体の調子はいかがですか？」と体調から尋ねることも多

いのですが，このときは「どんな具合ですか？」と，もう少し開いたかたちの問いかけで話しかけています。この問いにどう応えられるかを見ながら，やりとりを組み立てていきます。この問いかけに戸惑われるようであれば，「体調はどうですか？」ともう少し焦点を絞って尋ねてみたりすることもありますが，家田さんは「具合は良くないですね」と返答されました。この一言を聞いて，私の言葉がある程度入ること，焦点を絞らない問いかけにも答えられるくらいの思考能力があると見立てています。同時に，モノトーンで生気に乏しい話し方からその大変さも伝わってきます。

　さらに，「リハビリがね。行ってたんですよ。動けなくて。家内も3日間いなくて。家内も大変で。・・動けないし・・食べれないし。どうなったかよくわからなくて」という言葉が続きます。病歴をたどっていましたので，「リハビリがね。行ってたんですよ」の言葉からは，リハビリテーション病院に転院されたことを言われているのだろうと察しがつきました。具合はどうですか，に対して，動けなくなってリハビリに行っていた，と答えられたわけですから，自由連想ふうに思考が広がっていくのではなく，現実的な検討力がある程度保たれていることがわかります。「家内も3日間いなくて」は3カ月の誤りだと後でわかりますが，「家内も大変で」という言葉から，妻を気遣う気持ちもあるとわかり，この言葉に家田さんの力を感じました。

　せん妄の評価において，さまざまな評価スケールが提唱されていますが，スケールなど使わなくても，自然なやりとりをしながらどの程度，現実的な検討力が残っているか，抑制が利くかは測ることができます。そのほうが，よほど侵襲を与えることなく評価できると思うのですが。

　さらにもう一度，動けない，食べられない，どうなったかよくわからないとの言葉が聞かれましたので，〈去年の夏ぐらいから調子が悪かったんですよね。食事も食べられなくて何度か入院もされていたんですよね〉と言葉をかけてみました。この私の言葉は，動けなくて大変だという気持ち

を汲んでいるということを伝えると同時に，「どうなったかよくわからない」という訴えに対して，「去年の夏ぐらいから調子が悪かったんですね」と具体的な時期を示すことで応えようとの意味も含まれていました。病歴をたどっていたことが，こういうかたちで活きてくるわけです。

　このあたりで，傍におられた奥さんの表情が和らいでくるのが目に入りました。最初はとても硬い表情をしておられ，何を聞かれるのかと奥さん自身も身構えておられた印象も受けましたが，私が腰を下ろしてゆっくり本人の話を聞いているのを見て，少し安心されたようでした。奥さんのことが話題になりましたので，このタイミングで「奥さんですよね」と声をかけると，家田さんは「おったのか」と言われましたから，朝から奥さんは付き添っておられたにもかかわらず，この時点まで奥さんがいることに気づいておられなかったことがわかります。

聞き手の感情も動く

　ここで奥さんが話し始められたのですが，驚いたことに，奥さんも食道がんで前年の秋から３カ月入院されていたとのこと。そして，同じ時期にフロアは異なりますが二人とも入院されていたのですから，それぞれ大変だったのではないかと容易に察せられました。さらに，病歴をたどっていたときに感じていた疑問，半年ほど前から本人に何が起こっていたのだろうという疑問の答えの一つが明らかとなりましたので，奥さんの話はとても響いてきました。

　前年の10月ごろからステロイド剤の内服を止めてしまわれたのも，奥さんの病気のことで思い悩まれてのことかもしれないと感じました。治療意欲が失せるのも，致し方ない状況ではないかと思われました。この半年ほどで急に病状が変化してきた背景には，奥さんの病気があったことがわかり，私は腑に落ちる気持ちでした（これは，先にも述べたとおり，因果

関係をそこに見ようとするものではありません。例えて言うなら，さまざまな事象が形作る〈星座〉が見えてくるという感じです）。

　ですから，奥さんの話を聞きながら，私のなかには，驚き（奥さんも食道がんだった），辛さ（夫婦で入院されて大変だっただろう），腑に落ちる感じ（病歴から生じた疑問に対する答えの一つが得られた）など，さまざまな感情が同時に湧き上がっていました。聞き手の心が弾むと，それは語り手にも伝染します。良い意味で，聞き手と語り手に感情の伝染が生じたのです。同じようなことが，奥さんの話を聞いていた家田さんの心にも生じ，家田さんの心も動いたのだろうと思います。それで，それまで呆然としていた家田さんに徐々に生気が戻り，表情が緩んできたのだと思います。

　妻の家のリフォームの話に，「そうしたらマンションが建ってしまって」と家田さんが口を挟まれたのは，家田さんが奥さんの話のストーリーの展開に完璧についてこられていたことを示します。これをきっかけに，お二人で息子さんの話やら仕事の話などを楽しそうにしてくださったのです。

　もし私が病歴をたどらずに診察に臨んでいたら，このような展開にはならなかったでしょう。病歴を把握するなかで浮かんでいたいくつかの疑問が，奥さんの自発的な語りによって解き明かされると感じたことで，私の心の動きも増幅されたと思います。

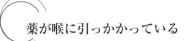

薬が喉に引っかかっている

　私がお話をうかがっていた15分ほどの間，素に戻り[7]，例えて言うな

---

[7]　樽味（2006）は統合失調症の治療において，「いわゆる異常体験や病的行動に彩られた日々の中で，ふっと『素』になることがあるように思えた」と述べ，それを「素の時間」と呼びました。ただ，こちらの意図で素に戻そうとしても難しく，「ちょっとしたハプニング」や，「こちらがぼんやりとして特に用もなく病室を訪れている時」に不意に訪れる時間だと述べているのは示唆的です。

ら，「異界」（岸本，2020）からこちらの世界に戻って，笑顔も見られた後，再び夕方までうとうとしておられたようでした。

　その夜は，その前夜とは異なって点滴の抗精神病薬や睡眠剤は必要とされませんでした。午前2時半に「お願いします」という声が聞こえて看護師が訪室した際に，水が飲みたいと言われて，飲んだ後は「ありがとう」と自制も効いてお礼も言えるほど落ち着いておられました。

　午前5時20分に「トイレに行きたい」と言われたときに，オムツをしているから大丈夫と説明すると納得された，との記載は実は重要な部分です。せん妄状態で抑えが利かなくなっているときには，こちらの説明は入らず，とにかくトイレに行きたいという訴えが続き，自分の欲求が満たされるまでその訴えは続きます。しかし，ここでは看護師の説明に納得されていますから，せん妄はかなり改善していることがうかがわれます。

　続けて，「薬が喉に引っかかっている。爪楊枝が欲しい」という訴えも，薬は見つからず，爪楊枝はないと説明して納得してもらえたようですので，こちらの説明が入るくらいの状態になってきていることがわかります。せん妄状態の患者とやりとりするときに，自制がどの程度効いているかは大切な目安だと私は考えていますが，この点については章を改めて論じたいと思います。

　この夜落ち着かれたのは，もちろん，精神科の先生が調節されたお薬がうまく効いてきたということもあるでしょう。しかし，前日にたとえ15分であっても，奥さんと一緒に話ができて笑えるほどの余裕が出てきたことの影響もあるのではないかと思います。

　ところで，「薬が喉に引っかかっている」との訴えは，実は気のせいではなかったことが判明します。翌朝に薬が半錠，歯に挟まっていることを看護師が見つけてくれたからです。喉ではなく歯だったので，部位の認識は十分ではないとはいえ，まったく根拠のない訴えではなく，口の辺りの違和感がその訴えの背後にあったわけです。

　過活動型のせん妄においても，そのような行動をせざるを得ない何らかの理由はおそらくあって，それを汲まずに行動を制止するだけでは逆効果となります。もちろん，患者を行動に駆り立てる動因を見つけることがいつもできるわけではありませんが，でも，そういう動因があるのではないかと思って接するだけでも違うと私は考えています。この動因についても章を改めて論じたいと思います。

　せん妄患者の診察にあたり，まず病歴をたどって患者の思いを追体験するつもりで想像力を働かせ，診察の構えを作っておくことが大切であると述べました。そのうえで，診察の際にはその構えを一度白紙に戻し，患者の語りに耳を傾けるのがよいと思います。同時に，こちらの発した言葉に対する反応を見て，患者の意識状態を把握しつつ，語りの流れのなかに患者の心に繋がる窓口を見出していくというやり方のほうが，評価スケールに従って状態を客観的に把握しようとするよりも，患者への侵襲を最小限にして評価も関係づくりもできるのではないかと論じました。また，患者の語りを聞きながらこちらの感情が動くことも大切で，病歴による下準備は，その動きを促進してくれる可能性があるのではないかと指摘しました。

　せん妄患者の心を理解するためには，まず病歴を把握する。それも三人称的に外から把握するだけでなく，患者自身の視点から想像力を働かせてたどってみる。それが，せん妄患者を理解する第一歩となるのではないかと思います。

第2章 核にある恐怖

　本章では，せん妄の中心にある感情のなかで特に重要と私が考える「恐怖」について論じたいと思います。ここで「恐怖」という言葉に私は特別の意味を込めていますが，それは事例を述べた後で論じます。まずは病歴から述べていきます。前章で述べたように，ご本人の体験に入っていくつもりで，まず病歴をたどってみたいと思います。第1章同様，事例は仮名です。

事例　萩本さん（70歳，男性）

　萩本さんはX−14年（私が診察をした年をX年とします）の7月に急速進行性糸球体腎炎を発症され，X−14年8月には人工透析が導入となりました。以後，近くのクリニックで人工透析を受けておられました。X−4年の9月には，心臓弁膜症の精査のため心臓カテーテル検査を受けましたが，軽度の大動脈弁閉鎖不全と僧帽弁閉鎖不全を指摘され，経過観察となっています。X−1年の5月には，腎不全に続発する二次性副甲状腺機能亢進症のため，副甲状腺の摘出術も受けています。14年間にわたる透析の生活，心臓の検査や副甲状腺の手術のことを，頭の片隅に置いておきます。

【見通しが厳しくなるなかで】

　X 年の 9 月に定期検査で肝臓に腫瘍を指摘され，10 月 2 日に精査目的で当院の消化器内科に紹介されました。PET 検査が施行され，左腎がん，多発肝転移，リンパ節転移が疑われるということで 10 月 9 日に泌尿器科に紹介となり，11 日に生検が行われました。腎細胞がんの診断が確定し，10 月 17 日に本人と家族に病状説明がなされました。残念ながら，予後が厳しいタイプの腎細胞がんで，見通しが厳しい旨を伝えられ，ニボルマブ（商品名：オプジーボ）[*8] を含む抗がん剤治療が提案されました。本人もご家族も同意され 11 月 1 日から治療が始まりましたが，がん性疼痛と考えられる背部痛も認めたため，オキシコドン 10 mg/d（最少量です）が開始となっています[*9]。

　11 月 22 日に酸素化が悪化しており，CT で胸水も認めたため入院となりました。人工透析にて除水が図られましたが，11 月 25 日には透析後に意識レベルが低下し，ご家族には見通しが厳しい旨が伝えられました。この日には「どうやってご飯を食べるのかわからなくなっちゃった」という言葉も聞かれています。11 月 26 日の夜は，部屋から声が聞こえるとのことで看護師が訪室すると泣いておられ，「ありがとう」と言われるので，なぜ泣いているか尋ねると，がんに勝つ夢を見ていたとのことでした。翌 27 日にも「ゆっくり寝かして」など寝言を言っておられ，朝，目を覚ましてからは，「（昨夜は）夢を見ていた」と看護師に言われました。

　11 月 28 日の深夜，「目を開けても誰もいないでしょ。メールを全部消して。たくさん溜まっている。そのままにしておくと恐ろしいことになる

─────────────

*8　ニボルマブは，免疫チェックポイント阻害剤と呼ばれる新しいタイプの抗がん剤で，本庶佑先生のノーベル医学生理学賞受賞で脚光を浴びた薬です。

*9　オキシコドンはモルヒネの系統のお薬で，医療用麻薬，オピオイドと呼ばれる薬に属します。

よ。こんなことになるとは思わなかったんだ。子どもも孫も女房もいる」
と，泣きながら看護師に訴えていたとの記載がありました。朝起きてから
も，何が何だかわからないと訴えておられたようで，11 月 28 日に緩和
チームに相談の運びとなりました。オピオイドは前日からフェンタニルの
貼付剤（フェントス 0.5 mg/d）に切り替えられていました[*10]。

【取引が気になる】
　早速チームの看護師と病室（個室）にうかがいます。なお，事例内の
〈　〉は私の言葉，「　」は患者さんや家族の言葉，・・は沈黙がしばらく
続いたことを示します。
　〈主治医の先生からの紹介でうかがいましたが，具合はいかがですか？〉
「・・」〈しんどいですか？〉「そうだね。背中がかゆい」（と言われ背中を
掻き始める。一緒に話を聞いていたチームの看護師が察してベッドの反対
側に回り，しばらく背中をさすっていると）「気持ちいいね。・・」（その
まましばらく沈黙を味わった後）〈夜は眠れますか？〉「眠れていると思う
よ」〈痛みは？〉「痛みはない。・・取引が・・取引が気になる。裏をかか
ないと。勘定が・・ここにあるでしょう。勘定をちゃんとしないと。陥れ
ようとしている。・・オプジーボ。オプジーボやった。・・」〈いろいろと
大変ですね〉「そう」〈また顔を見に来ますね〉「見にきてよ。絶対だよ」。
　この間，10 分ほどでした。質問にはかろうじて答えられますが，黙っ
て傍にいると「取引が・・勘定が」など夢見に近いような内容も語られま
した。私は以下のようにカルテに添えました。

[*10]　フェンタニルも，先のオキシコドンと同じく，モルヒネの系統の薬（医療用麻薬，
　　オピオイド）に属するお薬です。この薬は脂溶性が高いという特徴と，肝臓で代謝
　　されてしまうという特徴があるため，飲み薬ではなく注射薬もしくは貼り薬という
　　かたちで投与されます。

　病状が急速に悪化していることから，器質的な要因によるせん妄の可能性がある。と同時に，病状の悪化に伴って身の危険を強く感じておられることが背景となって意識が混乱し，夢見のような意識状態で上記のような内容として語られている可能性もある（おそらく両方と思われる）。投薬での調整を図りつつ，本人が感じている迫害感，危機感が和らぐよう，訪室して話を聞きながら安心できるように関わっていく。事実を確認していくよりは本人のストーリーを聞いていくような聞き方が安心につながるか。フェントス 0.5 mg/d に切り替えていただいており，痛みも落ち着いているようですので，疼痛コントロールについては現行のままでよいかと思います。

　精神面については話をうかがって安心できるようにしていきつつ，投薬としてはオランザピンのザイディス錠*11 2.5 mg（口腔内崩壊錠ですので内服の負担はほとんどないかと思います）を眠前に投与していただき，睡眠を確保しつつ意識の混乱も軽減できればと思います。日中に混乱が強くなった際にも，オランザピン 2.5 mg を頓用として使っていただいて大丈夫です（1日3回まで OK）。

　私の見立ては上記のとおりで，もともと腎不全で透析中のところ，透析も十分にできなくなりつつあり，さらに腎細胞がんのほうも予後が厳しいタイプで，抗がん剤に対する反応も乏しい状況とのことで，病状の急速な進行に伴う器質的（身体的）な要因を背景とするせん妄状態であろうと考えました。同時に，がんと診断されてからまだ1カ月半も経っておらず，化学療法を行ってから1カ月も経過していない時点で病状が悪化していることから，ご本人が強い恐怖を感じられても無理はない状況と考えていました。その恐怖は「陥れようとしている」という言葉に集約して現れてい

---

*11　せん妄の治療に使われる抗精神病薬です。

ると感じましたので，萩本さんが安心できるような関わりをするためにポイントとなると私が考える部分を，スタッフ間で共有できるよう簡単に書いておきました（「事実を確認していくよりは，本人のストーリーを聞いていくような聞き方」という部分がこれにあたります）。

【爆睡】

　翌日はわりとすっきりとした表情をしておられます。〈具合はいかがですか？〉「ちょっとだるい」〈夜は眠れました？〉「眠れた。爆睡だった。ちょっといくつかやろうとしていることがあるんだけど。髭剃りを取ってくれる？」。電気シェーバーを探し，床頭台のところに見つけ，渡します。「ありがとう。後はトイレに行きたいから，これは看護師さんを呼ぶよ」。

　夜は「爆睡」と言われたようにぐっすり眠れたようで，訪室時はだるさが少し残っているものの，落ち着いておられました。

　その後も比較的，落ち着いて過ごしておられました。病棟の看護師によると，夜は概ね落ち着いてきて，辻褄が合わないこともあるが，興奮されることはなく，食事も少しとれるようになってきているとのことで，落ち着いているとの評価でした。フェントス 0.5 mg/d とオランザピン 2.5 mg/d はそのまま継続されています。

　12 月 3 日。〈夜は眠れますか？〉「ああ，眠れるよ。ぐっすり。夢は見ているけどね。仕事の夢とか」〈そうでしたか〉「いろいろ考えてしまうんだろうね。大丈夫」〈痛みも大丈夫ですか？〉「ああ，大丈夫。ありがとう」。

　このように，私がお会いし始めて約 1 週間は，落ち着いておられました。最初に言っておられたような「陥れようとしている」というような被害感や迫害感を訴えることはなくなりました。

【レクサスに乗ってくるよ】

　12 月 3 日の夜は，看護師の記録よると，いろいろな人に電話をされたようで，その後，夜勤の担当看護師に，「気持ちは負けてないけど何かあったらよろしくね」と言いながら涙を流されたとのことでした。22 時過ぎに，「緊急で呼び出されたので」と職場の方が 2 名，来棟されました。仕事のことで伝えたいことがあるとかで，あとの仕事については任せたいという内容であったとのことで，その後はご本人もすべて話して気が済んだような様子をされていたとのことです。トイレに行きたいと全介助でポータブルトイレへ移乗し，しっかり排便もあり，ベッドに戻った後は，看護師に「みんなに感謝。元気になったらレクサスに乗ってくるよ。一番高いやつ」と笑顔で話されたとのことでした。

　翌 12 月 4 日は全身状態も悪化していて，透析が予定されていましたが施行は難しいと判断され，ご家族にも説明されました。奥さんは「透析は死ぬまでやるものだと思っていたので，透析をできないことがあるなんて考えたことありませんでした。けれど本人はとても苦しそうで，透析がしんどいって言うんです。前は透析やると調子良くなってたのに。今はそれだけ体が弱ってきているんですよね。先生にも危ないと聞きました。覚悟はできています」と看護師に話されていて，病状が厳しくなっていることもよくわかっておられるようでした。前夜の様子（会社の人に連絡をされたこと）を看護師が説明すると，妻は「昨日はみんなに電話をしてました。自分で会いたくなったんですかね。本人が希望するなら入ってもらったほうがいい（面会してもらってもいい）です」と言われていました。

　12 月 5 日の朝 7 時過ぎからナースコールが何度かあり，看護師が訪室すると「そこにいて」と言われ，傾聴し，手を握りながら寄り添った，との記録がありました。「苦しいところや痛いところはないですか？」との問いかけに，「ないよ」と返答されたとの記載が残っていました。その日

の午前中に息を引き取られました。

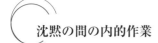 沈黙の間の内的作業

　萩本さんは，訪室したとき，見た目は家田さんと同じように呆然とした感じでしたが，家田さんが問いかけに比較的すぐに応答されたのに対して，萩本さんは〈具合はいかがですか？〉と問いかけても，しばらく返事を待ちましたが無表情で押し黙ったままです。声が届いていないのか，どう答えたらいいのか戸惑っておられるのか，表情からは図りかねる様子でした。しばらく待った後，〈しんどいですか？〉と沈黙を破ると，「そうだね」とここで初めて返事が返ってきました。そして，「背中がかゆい」といって背中を掻き始められましたから，あまり周りに頓着していない様子でした。すぐに一緒に訪室していたチームの看護師が察して背中をさすってくれましたが，それに対しては「気持ちいいね」と表情が和らぎました。沈黙のまましばらく待ちました。

　沈黙にはいろいろな種類があり，こちらが黙ってしまうと相手にプレッシャーを与えてしまうこともありますから，少しこちらから話しかけたりということもしますが，いろいろと考えが浮かんでいて，周りのことはあまり気にせず，自分の世界に没頭しているような沈黙もあります。そういうときは，声をかけるとハッと我に返って驚いたような表情をされることもあります。私は，表情や外観から心情を読みにくいときには，「私が黙っているとプレッシャーを感じられますか？」と直接尋ねたりもします。ただ，萩本さんは，看護師に背中をさすってもらいながら少し表情も緩んできて，気持ち良さそうな感じでしたから，沈黙が私自身に行き渡るのを味わう感じで，重心を落ち着けて，黙って傍で見守りました。

　そろそろいいかな，というタイミングで〈夜は眠れますか？〉と尋ねると，今度はスムーズに「眠れていると思うよ」と返事が返ってきます。

〈痛みは？〉との問いに対しても，「痛みはない」とのことでした。このようなスムーズなやりとりは，その前に沈黙を共有したことで初めて可能になったと考えます。

　コンラート・ローレンツとともにノーベル医学生理学賞を受賞した動物行動学者のニコ・ティンバーゲン（ニコラース・ティンベルヘン）は，ニシンカモメのつがい行動を観察して動因の葛藤を明らかにしたのですが，その際，不用意に近づくと動物は逃げてしまうので，恐怖を与えないように慎重に少しずつ距離を縮めて観察を行ったことを述べています（Tinbergen & Tinbergen, 1972）。観察のための距離感が自ずと磨かれたというわけです。

　彼はその経験を元に，ノーベル賞の受賞講演で，自閉症児への治療的アプローチについて提言を行いました。彼の目から見ると，当時の自閉症の治療者たちのアプローチは，恐怖を覚えている子どもの心に土足で踏み込むような，乱暴なものに映ったのでした。そのため，子どもはますます萎縮して話さなくなってしまう。せん妄患者へのアプローチも同じような慎重さが必要だと思います。患者から見て侵襲的な存在と映らないよう，少しずつ距離を縮めていく。「背中がかゆい」と言われた後のしばらくの沈黙の間，不用意に近づいて相手が逃げていかないよう，少し離れたところから見守りながら，少しずつ近づいていく，そんな作業を内的に行っていました。

　この作業がうまくいっているかどうかは，その後の反応が一つの目安となります。そろそろ声をかけても大丈夫かなと感じたタイミングで，〈夜は眠れますか？〉と問いかけたところ，今度はすぐに「眠れていると思うよ」という答えが返ってきましたし，続けて〈痛みは？〉という問いにもすぐに返答されましたので，萩本さんと少し繋がることができてきているという感触が得られました。このように，相手との距離を測りながら，侵襲を与えないように徐々に近づいていったわけです。

　このような作業は外から見えるものではないので，私の勝手な思い込みではないかと批判されるかもしれません。しかし，私は自分が発する一言一言を意識しながら声をかけ，同時にそれに対して相手がどう反応されるかも見ています。そして，それを元に次の言葉をどう選ぶかを考えていて，刺激（言葉かけ）→ 反応（相手の様子）→ 評価 → 次の刺激の選択，というプロセスを絶えず行いながら軌道修正しています（本書ではそのプロセスを，できる限り言語化して伝えたいと思っています）。

　これをエディンジャーは「実験的なアプローチ」と呼んでいます。「ある一定の態度を試し，それによって生じる心的な結果を観察するのである。もし自分の目測が誤っていれば，それを修正することができる。その問題には経験的／実証的な態度を保つことがとても重要であり……意識している限り，自分がやっていることをいつでも修正できる」(Edinger, 1996/ 2020)。傍から見ると，「眠れますか？」とか「痛みはどうですか？」と，ただ睡眠と痛みのことを確認しているだけのように見えるかもしれませんが，ここで述べたように，いろいろなことを考えながら関係を繋ごうとしていたということをお伝えしたいと思います。

知覚の鋭敏化と背後にある危機感

　さて，このように少し繋がったという感覚が持てた後，再び沈黙になります。今度は萩本さん自身のペースでどんなことが語られるかを少し待ってみよう，という気持ちになりました。すると，「取引が・・取引が気になる。裏をかかないと。勘定が・・ここにあるでしょう。勘定をちゃんとしないと。陥れようとしている。・・オプジーボ。オプジーボやった」と，萩本さん自身が感じておられたことの一端が垣間見えるかたちで語られました。おそらくこれが本心なのだと思います。

　「裏をかかないと」「陥れようとしている」という言葉には，自分の存在

が危険に曝されているという思いが表れています。世界が悪意をもって自分に迫ってくるという感じです。このとき，単に「そんなことはないですよ」と声をかけても，その声が届く関係ができていなければ，本人からすると自分の思いが通じなかったという感じを持たれてしまうことになります。その結果，本人は一人取り残されることになり，逆効果です。そうなると，本人はもっとわかってもらおうとして声が大きくなったり，立ち上がろうとしたりして，よけいに落ち着かなくなったりしてもおかしくありません。もちろん，実際には「陥れようとしている」という事実はないのですが，萩本さんからしてみるとそう感じられるわけですから，その思いを汲む必要があります。

　ただ，思いを汲むといっても，どうしてこのような事態になっているか自分なりに納得できるところがないと腑に落ちませんから，言葉の上だけで話を合わせても効果はありません。そこで，病歴が役に立つわけです。腎細胞がんと診断され，予後もあまりよくないタイプということが伝えられ，実際に化学療法を行っていても体は楽にならない。そういうなかで死の恐怖を感じられても，不思議ではない状況だと思います。

　命が危険に曝されたとき，人にはどのような変化が生じるでしょうか。まず，周囲に対して警戒心が高くなります。これは，闇夜の森に一人放り出された状況を想像すれば，容易に理解できると思います。ちょっとした物音や物陰も，こちらに対する侵襲ではないかと過敏に反応してしまうでしょう。知覚が鋭敏になるのです。そして，ちょっとした変化も検出するようになります（岸本，1999，2020）。このような緊張した状態では，エネルギーも消耗してしまいます。しかし，寝てしまうと襲われるのではないかと危険を感じて，ぐっすり休むこともできません。これはまさに，萩本さんが経験しておられた状況と重なりますし，せん妄を発症される多くの方が体験しておられる状況ではないかと思います。

　「陥れようとしている」。この言葉から私は，萩本さんが周囲に対して過

敏になっており，その背景には強い恐怖があるのではないかと察しました。そしてこれは，発病後まだ間がないという病歴からも十分推測されることでした。こうして，萩本さんの奥に潜んでいる恐怖を汲もうとしたので，少し安心されたのではないかと思います。

　先ほどの森の例えを続ければ，こちらも患者がいる暗い森の中に入って行き，相手を怖がらせないように徐々に近づいて，一緒にいてくれる感じが持てたときに少しずつやりとりをする。そうしているうちに夜目が利いてきて，暗い中でも少し見えるようになってくると落ち着いて行動ができるようになる。そんな感じだと思います。最後に，〈また顔を見に来ますね〉と言ったとき，「見にきてよ。絶対だよ」と言われた言葉からは，しっかりとした絆ができたことが確認できました。

　このように，せん妄状態にあっても関係の絆を結ぶことができれば，その後の経過がずいぶん安定したものになると思います。

恐怖はせん妄を引き起こすか

　ここで，恐怖とせん妄の関係について少し考えておきたいと思いますが，その前に，私が「恐怖」という言葉を用いている意図について述べておきます。

　精神医学的には，対象が明確な場合を「恐怖」と呼び，対象が明確でない場合は「不安」という用語を使うと定義されていますので，がん患者さんが漠然と現在の状態や今後のことに対して心配しておられる状態に対しては，「不安」という言葉のほうが適切かもしれません。一般的にも不安という言葉が使われることも多いかと思いますが，本書ではあえて「恐怖」という言葉を使ってきました。それは，せん妄の引き金を引くような強い恐れに対しては，「恐怖」という言葉の語感のほうがふさわしいと思うからです。さらに，中井久夫（1998）は，「もっとも強烈な分裂病体験

は恐怖であるとサリヴァンは考えていました。私も賛成します」と述べていますが，がん患者が体験している恐怖は，中井が言うような「恐怖」に匹敵する恐怖だと思いますので，この中井の指摘を念頭に置いて，「恐怖」という言葉を使うことにしたいと思います。

　せん妄において「恐怖」が果たす役割には，あまり関心が向けられていません。せん妄の本質は「注意力の低下」であり，心因やストレスで生じるものではない，というのが現在の標準的な医学の立場だからです。世界有数のがんセンターの一つである，MDアンダーソンのスタッフが中心になってまとめたサイコソーシャル・オンコロジーのテキストでも，「せん妄の本質は注意力の低下」であり，「せん妄は心因によって生じるものでも，ストレスに対する『機能的』な反応でもない」とされています（Duffy & Valentine, 2011/2013）。

　日本サイコオンコロジー学会などによる「ガイドライン」の，せん妄の定義も見ておきましょう。

　　　せん妄とは，身体的異常や薬物の使用を原因として急性に発症する意識障害（意識変容）を本態とし，失見当識などの認知機能障害や幻覚妄想，気分変動などのさまざまな精神症状を呈する病態である。またせん妄はその精神運動性の程度により，過活動型と低活動型に分類することができる。過活動型とは，不穏など活動性が高く活発な精神運動興奮が前景となるものであり，低活動型とは，傾眠など意識の混濁による活動性の低下が前景にあるものをいう。

　ここでは原因が明確に，「身体的異常」もしくは「薬物の使用」と記されていますが，恐怖などの心理的原因への言及はありません。その核心は身体的な異常を原因とする「注意力の低下」もしくは，もう少し広く「意識障害」であり，その治療は原因をできる限り取り除くか，それが難しい

ときには「不可逆性」と診断することになります。

　そして，ケアの中心は，低下している注意を高めることに向けられます。緩和ケア研修会では，せん妄患者に対して，照明を調整して昼夜のめりはりをつけること，日付や時間の手がかりとなるカレンダーや時計を置くこと，眼鏡や補聴器の使用を促すこと，オリエンテーションを繰り返しつけることなどが推奨されています。これらはいずれも，注意を高めることに向けられたものです。

　しかし，私の経験からは，注意力の低下は，せん妄の本質というよりも，せん妄の核にある「恐怖」に対する二次的な反応と考えられるケースが少なからずあるように思います。そう考えるようになったきっかけは，私が医師になって3人目に受け持った患者さんとの出会いでした。

　認知症の精査のために入院され，上級医の指示により，（あまり気乗りはしませんでしたが）長谷川式簡易知能評価スケール（HDS）（改訂版が出る前のことでした）を行いました。HDSでは「今日は何月何日ですか」「ここはどこですか」「一年は何日ですか」「100から7を順に引いてください」といった，相手の尊厳を損ないかねない質問が続きますので，自尊心が傷つくだけでなく不安を煽ることにもなりかねません。私自身の未熟さもあったと思いますが，その患者さんは検査中から不安な表情になり，検査後に「大丈夫ですよ」と保証をしても表情が和らぐことはありませんでした。そして，その日の夜，「母（すでに亡くなっている）が来て話をした」「母のところに行かなければならない」「母がどこかに行ってしまった」などと言われ，落ち着かなくなりました（このケースについては拙著〈岸本，2018，pp.125-126〉で述べていますので詳細は省きます）。

　この方は，入院して3日ほどは普通に過ごしておられたこと，変わったことといえばHDSを行ったことくらいで，他にせん妄の原因となる電解質異常などは認めず，特にせん妄の原因となりそうな薬も使っていませんでしたから，せん妄の原因はHDSを施行して患者が不安になったことだ

と思いました。なお，神田橋條治先生も同様のエピソードについて述べておられます（神田橋ら，2016）。コンサルテーション・リエゾンの経験が豊富な精神科医の石丸正吾先生は，さらに一歩踏み込んで，「耐え難い苦痛」に対する「自己治癒力」の表れとしてせん妄が生じるのではないかと論じています（石丸，2020）が，私の経験に照らしても十分にあり得ることだと思います。

　せん妄は身体的原因によって生じる意識障害であり，原因の除去，睡眠の確保や抗精神病薬による薬物療法，型どおりの注意力を高めるようなケアというパターン化された対応をしている限り，ここで述べたような事柄は視野に入ってこないと思います。私は医師になってすぐに上記のようなケースを経験しましたから，その後，自分の患者がせん妄状態になると，経過を丁寧に振り返るということを続けるなかで，恐怖が重要な役割を果たしていると考えられるケースが少なからずあると思うようになりました。

　萩本さんの場合，オピオイドが投与されていたり（最初はオキシコドン，前日からフェンタニルの貼付剤），肝転移が広範で肝不全になってもおかしくない状態であったり（アンモニアは正常で肝性脳症ではありませんでしたが），全身状態が悪化して透析が十分に行えていなかったので腎不全の影響も考えられるなど，せん妄の原因と同定できる要因が多数ありますから，「せん妄は意識障害である」との前提を疑わない場合，これらが要因とみなされてしまいます。

　しかし，仮にオピオイドをせん妄の原因とみなすとしても，通常はせん妄を起こすとは考えにくい最小量のオピオイドで，なぜせん妄になったのかともう一歩踏み込んで考えるなら，「恐怖」が果たす役割は小さくないのではないでしょうか。

恐怖に配慮したケア

　このようなケースの場合，どのような治療が行われることになるでしょうか。典型的には，せん妄の「原因」とみなされる要因を除いたり調整したりし，睡眠を確保するために鎮静系の抗うつ薬もしくは抗精神病薬が夕食後や眠前に用意され，落ち着かなくなったときのために頓用の指示を内服と点滴で用意する，という対応が一般的でしょう。そして，注意力を高めるためのケア（カレンダーや時計など）のアドバイスが行われることになるでしょう。これらはせん妄治療の典型的なパターンと言えますが，ここには「恐怖」に対する配慮がありません。

　せん妄を一種の意識障害と定義し，その原因となる身体的な病態（感染症，高カルシウム血症などの電解質異常，オピオイドやステロイドなどの薬物，等々）へのアプローチを行うことは，医療者が最低限身につけなければならないミニマムエッセンシャルズだと私も思いますから，これを否定するつもりはありません。しかし，それだけでは十分とは言えないのではないかと思います。

　私は，ここに「恐怖」に対する配慮を組み込むことが必要だと考えます。萩本さんも，11月26日から何度か，看護師の前で泣いておられることが記録に残されていました。夢も頻繁に見ておられるようでした。特に，11月28日の深夜に，「目を開けても誰もいないでしょ。メールを全部消して。たくさん溜まっている。そのままにしておくと恐ろしいことになるよ。こんなことになるとは思わなかったんだ。子どもも孫も女房もいる」と泣きながら訴えておられた言葉には，その恐怖がよく表れています。

　この怖さを汲んで，萩本さんに安心してもらうために，初回の診察時には言葉を慎重に選び，侵襲的ではないかたちで萩本さんが体験しておられ

るであろう，暗い世界の中に入っていくくらいのつもりでじっくり耳を傾けようとするのですが，じっくり話を聞くといっても時間を長くかけるという意味ではありません。たとえわずかな時間でも，傍にいるという感覚を持ってもらえるかどうかが問われていると思います。

　傍にいるといっても，物理的な距離の問題ではなく，心理的な意味合いで言っています。章を改めて論じますが，せん妄状態が意識障害とみなされるように，通常の意識とは異なる意識状態になっていますから，その状態に波長を合わせるようなつもりでこちらの意識状態を変える必要があります。

　「恐怖」に配慮することによるデメリットはあまり思い浮かびませんが，ケアについては従来のやり方を見直す必要が出てきます。日付や時間の手がかりとなるカレンダーや時計を置くこと，眼鏡や補聴器の使用を促すこと，オリエンテーションを繰り返しつけることなどの注意力を高めるようなアプローチは，恐怖に対する配慮がないと逆効果になる場合があると思うからです。例えて言うなら，これらの対応は，暗い洞窟の中を彷徨う人を無理やり白日の下に引きずり出そうとするようなアプローチになる危険があり，こちらの言葉が相手にどのように届くかを慎重に推し量りながら行う必要があります。

　私の経験では，こちらも洞窟の中に入っていき，暗闇を共に歩きながら夜目が利いてくるのを待つようなアプローチのほうが患者に安心を与え，その後の経過も穏やかになると感じることがしばしばあります。萩本さんの場合もそうでした。それで，私はアセスメントとして，身体的な要因による可能性と，病状の悪化を背景とする強い危機感の影響の両方の可能性に言及し，投薬の推奨（オランザピンの眠前の内服）に加え，「事実を確認していくよりは本人のストーリーを聞いていくような聞き方が安心につながる」のではないかとカルテ記し，話を聞きながら安心できるようにしていくことが大切だとの認識を，病棟のスタッフで共有してもらえるよう

48

にしました。

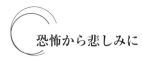

恐怖から悲しみに

　翌日にうかがうとすっきりした表情をしておられ，睡眠について尋ねると，「爆睡だった」としっかり眠れたようでした。前日の診察時の「眠れていると思うよ」という少し曖昧な言い方とは対照的です。初診の日の夜にぐっすり眠れるかどうかが，「恐怖」が和らいだかどうかの目安の一つとなると私は考えています。

　この後，「髭剃りを取ってくれる？」と言われたのには少し驚きました。私が髭剃りを取って差し出すことは別にかまわないのですが，医師にそのようなことを頼むのは遠慮される方も多いので，それこそ，見当識は大丈夫かと心配になりました。萩本さんは会社の経営者でしたので，私を社員の一人と思われているかもしれないと思ったからです。ただ，このあと，トイレは看護師さんを呼ぶから大丈夫と，自分なりに線引きができているようでしたので，大丈夫かと思い直しました。

　それから1週間弱，12月3日までは落ち着いて過ごしておられました。毎日訪室しましたが，私との会話はスムーズで，夜も眠れており，痛みもないとのことでした。アンモニアが少しずつ上がってきていて，肝不全の兆候はあり，看護師によると1日のうちでは時々「辻褄」が合わないことを言われることもあるようでしたが，穏やかに過ごせているとのことでした。

　12月3日にいろいろな人に電話をされたり，夜に会社の人を呼び出したりされたのは，せん妄というよりは，死期を悟り，時間がないと感じられたうえでの行為だったように思います。夜勤の看護師の，「気持ちは負けてないけど何かあったらよろしくね」と言いながら涙を流されたとの記録からは，ご本人が病状を自覚されていて，「負けていない」と前向きの

気持ちを表明されると同時に，涙を流しておられるところからは，それまでの「恐怖」が「悲しみ」に変わっていることがうかがわれます。そして，看護師がその気持ちをしっかりと受け止めてくれたのだと思いました。

　「悲しみ」にもいろいろな悲しみがあります。現実から目を逸らし，思いどおりにならないことを嘆くのみ，というような悲しみもありますが，萩本さんの場合，「気持ちでは負けていない」と希望を繋ぎながらも急変も想定されて「何かあったらよろしく」と頼んでおられるわけですから，防衛機制としての悲しみではなく，現実を見据えたとこから出てくる悲しさだったと思います。朝方，ポータブルトイレに移って排便された後，介助をしてくれた看護師にも，「みんなに感謝。元気になったらレクサスに乗ってくるよ。一番高いやつ」と笑顔で話されたことからも，もうすでに，「恐怖」に苛まれて「陥れようとしている」と警戒する必要はない状態になられたことがうかがわれます。悲しいながらも安心することができたのではないでしょうか。

第3章 せん妄の語りを聞く
——意識の水準

　せん妄患者の語りをいかに聞くかということは，「ガイドライン」では取り上げられていません[12]。話を聞くことの意義が強調されていないのは，残念なことです。「ガイドライン」に付されている家族向けのリーフレットでは，後で述べるように少し触れられていますが，本文の中では，せん妄患者の語りを聞くことについての言及はありません。話を聞くことも専門家の仕事だと思うのですが。

　私は，どれほど意識障害があるかのように思えても，意識があるときと同じスタンスで接し，話を聞こうとする姿勢を基本に据えたいと思っています。ここでは，せん妄の語りをいかに聞くかについて考えてみますが，話の内容ではなく，まず，語り手の意識水準という形式的な側面に目を向けたいと思います。意識水準が変化すると語りの内容も変化してきますので，意識水準の変化に対する理解がないと，せん妄の語りは辻褄の合わない話とみなされて，関心を持って聞き続けることが難しくなるからです。

---

[12] 「ガイドライン」の中で「聞」という文字を検索しても，「難聴患者ではどちら側の耳が聞こえやすいか……」の1カ所しかヒットしません。ちなみに「聴」は12カ所ありましたが，聴力，補聴器，幻聴の類で，「話を聴く」の意味で使われているところは皆無でした。

事例　海藤さん（80 歳，男性）

海藤さん（仮名）は，X－4 年（私が診察をした年を X 年とします）に，自宅近くの総合病院で大腸がんと診断され，そこで手術を受けられました。ステージⅡで，手術後は再発もなく経過されていましたが，X－1 年の 3 月の定期検査で膵臓に腫瘍があると指摘され，4 月 4 日に，当時私がいた病院に紹介されてきました。精査の結果，膵尾部がんでリンパ節転移や遠隔転移は認めませんでしたが，腫瘍はある程度の大きさになっており，ステージⅡA との診断で 5 月 7 日に手術（膵体尾部切除術）を施行されました。病期は術前診断のとおり，ステージⅡA でした。

X－1 年の 7 月 11 日から術後化学療法（TS-1）が開始となりましたが，8 月 22 日には局所再発と肝転移を認め，点滴による抗がん剤治療が行われました。しかし，消耗が激しく治療を継続することが難しくなり，抗がん剤治療は 2 コースで中止となりました。

【抗がん剤治療】

X 年 2 月の CT では，肝転移巣も局所再発病巣も大きさに変化は見られませんでしたが，5 月，8 月の検査では肝転移が徐々に大きくなっており，9 月 4 日には再度，化学療法が提案されました。しかし，海藤さんは抗がん剤治療を希望されず，経過観察となっています。

大腸がんと診断されて手術を受けてから，3 年後に膵臓がんが見つかるまでの間，定期検査も受けておられましたが，思いがけず膵臓がんが発見され，再び手術を受けられました。さらには，手術後に化学療法を受けて消耗が激しく，治療が続けられなくなったわけですが，こういった日々が海藤さんにとってどんな日々だったかと想像してみます。さらに，抗がん剤治療が中止となって，経過観察のために通院するのは，どんな思いだっ

たでしょうか。検査をするたびに肝臓の腫瘍は大きくなっていると告げられます。じわじわと真綿で首を絞められるような思いではなかったでしょうか。

このような状況で，化学療法を再度提案されても断られたことには，私はある種の潔さのようなものを感じました。少しでも生き延びたいという思いが強い人は，やれることは何でもやってほしいと，藁にもすがる思いで化学療法を希望されることも少なくありませんが，海藤さんは早い段階で化学療法をしないと決められたことに，死を覚悟されたところがあったのではないかと私は感じました。

【契約し直し】

そんななか，10月11日に39度台の発熱，悪寒戦慄を認め，入院となりました。急性胆管炎として抗生剤治療が行われ，精査にて腰椎への骨転移も判明しましたので，10月25日から11月8日までの間，放射線治療を受けました。11月12日に退院されましたが，翌11月13日に再び39度台の発熱と悪寒戦慄で再入院となりました。救急搬送中に不穏だったこととその夜もちょっと落ち着かない感じがあり，主治医の先生は早めに緩和チームにも入ってほしいということで，翌日の14日の朝，直接私に相談がありました。その日のうちにチームの看護師と一緒に病室にうかがいました（〈　〉内は私の言葉，「　」は患者さんやご家族の言葉，‥は沈黙がしばらく続いたことを示します）。

11月14日。〈外科の先生からご紹介いただきましたが具合はいかがですか？〉「変わりない」〈変わりないというのは？〉「いろいろ準備をして家に帰ったんだけど，その日のうちに寒気が出ちゃって‥それでまた入院。救急車の中では暴れた」〈覚えておられるんですか？〉「‥覚えている」〈（病院に来るのが）いやだった？〉「それはそう。家がいい。それで

また契約し直し。9万円払ったけど，今回はまた入院だから再契約みたい。夕方に息子が来て契約する。まあ仕方ないけどね。それで今日は元に戻った。いつもと変わりない。前の入院のときにA先生（外科の主治医）に説明を受けて，息子も妻も大泣きしたけど，病気のことだから仕方ない。自分も先生の言うようにと思って納得している。まあそんな感じです」〈痛みはどうですか？〉「ないよ。腰が痛いくらい」〈歩くのは？〉「まだそこまでは元気ないかな。痛み止めはもらっています」。

　独特の表現をされる部分はありますが，状況は概ね理解しておられるように思いました。たとえば，「契約し直し。9万円払ったけど」の部分は，訪問看護を導入して退院になりましたから，そのことを言っておられるのかとも思いましたが，すぐ後に「息子が契約する」という言葉が続いたことも考え合わせると，「契約し直し。9万円……」は前回入院費のこと，「息子が契約」は入院承諾書のことを言っておられるのかとも思いました。

　詳細は確認していませんが，あえて確認をしないで曖昧なまま受け取っています。というのも，ここで確認をして，もし答えられなければ，本人には答えられなかったということで，自分はおかしいのではないかとの疑念を強めたり，あるいは不安を増長させたりする可能性があるからです。逆にこの点を明確にしたとしても，この後の治療やケアに必須の情報というわけではなさそうでしたので，明確にするメリットはあまりないと判断しました。

　事実関係を明確にするよりは，本人が安心してもらえることを優先して，上記のようなやりとりとなりました。最近はせん妄の予防プログラムに関する研究も始まっていて，そこでは見当識を確認したり，辻褄の合わないことを言っていないかなどを確認して，日々せん妄状態をチェックすることが求められていますが，私はもっと慎重にしたほうがいいと思っています。「今日は何日ですか」の一言でさえ，患者を不安の底に追い込む

ことがあり得るということを十分認識したうえで，どのような問いかけを するかということを考えるセンスを磨いていくことのほうが，大切ではな いかと思うからです。

　海藤さんに戻りますと，救急車の中で暴れたことは覚えておられ，意図 的だったということで，せん妄による不穏ではなく，再入院になったこと への悔しさや，本当は家にいたいということの意思表示であった可能性も あります。ただ，そうだとしても，それを暴れるという粗忽なやり方で表 現されたわけで，家族や訪問看護師などに言葉で伝えてケアの方向性を共 有する，という力は持ち合わせておられないようでした。

【調子はまあまあ】

　11月15日。「ありがとう。変わりないよ。夜もまあ眠れた」〈昨日は夕 方に熱が出たみたいですね〉「そう？」〈自分では覚えておられない？〉 「そうだね。この前全部いろいろと準備してもらって帰ったのに，1日で 戻ってきてしまって，それは申し訳なかったね」。前夜39度の高熱が出た ことは覚えておられない様子でした。訪室時，表情は良く，苦痛な様子は 見受けられませんでした。

　11月18日。朝は入眠中で午後に改めて訪室しました。「調子は変わり ません。家に帰る機会を虎視眈々と狙っています（と笑顔で言われます）。 リハビリが始まります」。「虎視眈々」という言葉が鋭く響いてきました。 食事量も徐々に増えて5～7割程度は食べられるようになっており，熱も 微熱程度で治まるようになりました。

　11月19日。朝は入眠中，午後は来客があり面会中で，夕方に訪室しま した。「調子はまあまあ。もう命は長らえられないというので，仕事もた たんだ。従業員もやめたし，家族とも話し合って整理はした。後はこうし ていても仕方ないからね。帰れるなら帰りたい」〈昨日の夜は眠れました か？〉「ああ，眠れたよ」。

眠れたと言われましたが，看護記録では前夜，落ち着かず興奮されたことが記載されていました（もともと威勢がいい方で，抑制が利かないと大きな声が出るようでした）。本人はあまり覚えておられないようでした。夜間，落ち着かないようであればハロペリドールの点滴を使用してもらい，混乱が続くようならリスペリドン0.5 mg（眠前）の定時服用を提案しています[*13]（糖尿病があるため，クエチアピンやオランザピンは使えず，リスペリドンを推奨しました）。

11月20日。うとうとされていましたが，声をかけてみました。〈おはようございます。起こしてすみません〉「ありがとう。起こしてくれたほうがいい。安心できるから」〈そうでしたか。夜はどうでした？〉「眠れたよ」〈痛みも大丈夫ですか？〉「大丈夫」。前夜は一昨日のような興奮はないものの，話が通じないこともあり，もう少し眠れるほうがよさそうとの看護師の評価でしたので，リスペリドン0.5 mg（眠前）を定時で服用としてもらいました。

11月21日。〈おはようございます〉「おはよう」〈今日は，具合はどうですか？〉「ちょっと調子悪いかな。体がだるい」〈夜は眠れました？〉「眠れたと思う」〈食事は？〉「まだ。だるいのでね」。夜は休めたようでしたが，朝はだるさが残っていて，前夜のリスペリドンの影響も考えられましたが，日中に眠気が遷延しなければしばらく継続としてもらうことにしました。

11月22日。〈おはようございます〉「おはようございます」〈夜は眠れました？〉「眠れたよ。ありがとう」〈今日から点滴が飲み薬に変わるようですので，それで落ち着いていたら家に帰れそうですよ〉「そうか。ありがとう。まあぼちぼちです」。訪室時はうとうとされていましたが，声をかけると笑顔で話され，夜も落ち着かれていました。

---

*13　ハロペリドールもリスペリドンも，せん妄の治療に使われる抗精神病薬です。

11月25日。夜は大きな混乱なく過ごしておられますが，日中も傾眠がちとなって食事量が減ってきたため，リスペリドンの効果が遷延していると考えられ，せん妄を起こしにくく睡眠を誘導できるとされているトラゾドン25 mg[*14]に切り替えました。

11月26日。〈おはようございます〉「おはようございます。ところで，自分がどうしてここにいるのかわからない」〈退院された日に熱が出て，すぐに戻ってこられたんですよ〉「そうだね」〈治療で大分落ち着いてきていますよ〉「そうかね。朝，外科の先生も来てくれたよ」。

「どうしてここにいるかわからない」という言葉は，トラゾドンに切り替えて覚醒レベルが上がり，周囲の状況が気になってこられたためと思われました。説明をすると一応納得されたようでした。夜も落ち着いて過ごせています。この日の夜も興奮されることなく眠れました。

【どちらでしたっけ？】

11月28日。挨拶をすると，「どちらでしたっけ？」。（マスクを外すと）「ああ，先生でしたか」。この日は言葉が聞き取りにくく，また，脈絡が読み取れなかったり，辻褄が合わなかったり，内容が把握できないような言葉もたくさん聞かれました。言いたいと思われることを汲んで要点を再構成すると，次のような感じになると思いました。「これからはどうなるのか，自分でもわからない。弟たちも遠くにいるので。みんないいように考えてくれている。自分がこうという道に進んでいけるといいけど。だんだん近くなっていることもわかっている。最後は花火。そこに神様が見えるような感じもあるけど，こんなこと大きな声では言えないけどね」。体が

---

*14　トラゾドンは，抗精神病薬ではなく四環系の抗うつ薬ですが，鎮静作用があり睡眠を誘導するので，睡眠確保の目的で使われ，せん妄の予防効果にも関心が向けられている薬です。

動かなくなってきていることを感じていて，最後のことも少し意識されているようにも見受けられました。

11月29日。「まあまあかな。報告は行っていますか？」〈まだですが，連絡は取っていると思います〉「そうか。これから大変なことが起こるような気がする」〈それは心配ですね〉「そう。でも，みんな来てもしゃべりもしない。いろいろ来てるけどね。会長と副会長。まあ仕方ないかなと思っているけど。そんなに心配はしてないよ」〈またしゃべりに来ますよ〉「ありがとう」。前日は，日中は会話がかみ合わなくて，興奮された場面も見受けられたようですが，夜は落ち着いておられたとのことでした。この頃から居ない人が見えたりすることもあるようで，病状の悪化を自覚されているようでもありました。

12月2日。〈調子はどうですか？〉「まあまあ」〈しんどいですか？〉「そんなことはないよ。朝，医長の先生たちが来た。後は黒い者が来ている。黒いのが見える」〈そうですか。怖いですか？〉「そんなことはないよ」。消耗が進んでおり，主治医の先生からは，病状も不安定なのでこのまま当院で看取りの方針となった旨の連絡を受けました。

12月3日。「夜は眠れたよ。大丈夫」〈痛みはどうですか？〉「ないよ」〈家の方には痛いと言われるみたいで，みんな心配していますよ。お薬も考えさせていただきますね〉「そうか。ありがとう」。

【それぞれの立場】

12月4日。「今日も何人か来てくれた。先生は先生の立場，俺は俺の立場がある。俺にもいろいろ立場があって，患者というのも一つの立場。あとは商店街のほうにもこれこれとか，家の者にもこれとか，もう長くないのはわかっているから，いろいろ言っておきたいこともある。その商店街の高いのがね……」（内容つかめないがいろいろ言われる。〈それで心配なんですね〉と返すとうなずかれる）「痛みもあるからね」〈痛みのほうはみ

んなで考えておきます〉。

　この日は多弁で，内容はつかめないことも多々ありましたが，先が短いということを自覚されていて，いろいろ伝えておかねばならないという気持ちが伝わってきました。商店街云々は，自治会長をされていたと前にうかがっていたので，それに関連したことだろうと思われました。痛みについては，主治医の先生と相談のうえ，フェンタニルの持続皮下注射（フェンタニル 0.22 mg/d，ハロペリドール 2.2 mg/d）を始めていただきました。

　12月6日。〈おはようございます〉。目を開けて手を振ってくれます。「ありがとう」〈眠れましたか？〉「はい」〈痛みは？〉「大丈夫」。フェンタニル開始後，痛みも落ち着いていて，夜も眠れたようで，興奮されることもありませんでした。声かけで覚醒され，笑顔を見せられました。

　12月9日。〈おはようございます〉。手を上げて挨拶されます。〈痛みは？〉「ないよ」〈夜は眠れました？〉「うん。大丈夫」，と笑顔で応えてくださいました。

　12月11日はもう，呼びかけに覚醒されることはありませんでした。血圧も徐々に下がっており，ご家族にも集まっていただき，午後3時過ぎに息を引き取られました。

変わらない部分を安心の基盤にする

　海藤さんについては，主治医の先生がこれまでの入院の経緯を踏まえ，せん妄になりそうな気配を感じられて早めに緩和チームへの依頼を出してくださいました（朝の回診中にすれ違った際，主治医の先生から直接口頭で説明をいただいたので，治療方針を共有できました）。初回の診察時のやりとりについては，すでに詳しく述べたとおりです。救急車の中で暴れたのは，不穏ではなく意識してされたことのようでしたが，話し方が独特

なところもあり，本人の気持ちが汲めないと興奮される可能性はあると感じました。事実を明確にするよりは本人の感情を汲んで，曖昧なところが残っても安心できるようなやりとりを優先することを心がけようと思いました。

　事例の経過を読まれて，〈おはようございます〉と挨拶をし，睡眠とか痛みとか，決まりきったことしか聞いていないではないか，たいしたことはしていないではないか，と思われた方もいらっしゃるかもしれません。しかし，ここには私なりの意図があります。

　第2章で述べたように，死が差し迫っていることが感じられ，危機的と感じられる状況になると警戒感が高まり，ちょっとした変化にも敏感に反応するようになります。知覚の閾値が下がり，認知様式も微分回路のそれが前面に出ます。刺激そのものよりも，刺激の変化に敏感になるのです。これはお化け屋敷を歩くときを想像してもらえばわかりやすいでしょう。身の危険を感じながら真っ暗な中を進んでいかなければならないとしたら，ちょっとした変化を敏感に察知し，わずかな物音や物陰にもビクッと反応するようになると思います。

　微分回路は，変化の傾向を予測的に把握し，それに備えるうえでは力を発揮しますが，入力が続くと処理能力が追いつかず，高周波ノイズが介入すると乱れやすいという弱点もあります*15。つまりこの知覚様式は，危険への備えはできても，緊張が高いぶん消耗も激しく，すぐに疲れてしまうので，不安定になりやすい。危機感が高まり，反応が過敏になればなるほど，ちょっとした兆候に振り回されて認知が混乱することは十分考えられます。それがせん妄として現れる場合も少なくないと感じています。

　このような状態にある方に安心を根付かせる一つの方法が，変わらない

---

*15　この点については，中井久夫先生の『分裂病と人類』（中井，1982）に詳しく書かれています。

部分を作っていくということです*16。毎日9時過ぎに同じ顔が見えてにっこりと微笑む。その体験が重なるだけでも安心の基盤になります。ある日は朝に，ある日は夕方に，あるときは3日後に，と不定期になると，患者さんからすれば，いつ来てくれるかわからないですから，目の前にいるときに話を聞いてもらって安心できたとしても，それが長続きするとは限りません。しかし，毎日同じ時間帯に，同じ顔が見えて，余分なことも言わずに自分の思いを聞いてくれる。それが続けば，安心も徐々に根付いてくるのではないでしょうか。11月20日，（うとうとされていたのに）声をかけて起こしたことを詫びたところ「起こしてくれたほうがいい，安心できるから」と言われた言葉にも，そのことがよく表れています。

　なお，過活動型のせん妄で落ち着きがなく，日に1回の訪室では安心が根付かないと感じた場合には，落ち着くまでの間は日に3回，もしくはそれ以上訪室する場合ももちろんあります。しかしその場合でも，たとえば朝昼夕の同じような時間帯を核として置き，状態を見ながら適宜訪室を挟み，落ち着いてきたら朝昼夕の核となる時間帯のみに移行し，さらに落ち着いてきたら朝のみにするなど，患者さんの状態によって柔軟に対応するのは当然のことです。

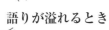

語りが溢れるとき

　少し時計を巻き戻します。11月14日に初めてお会いしたときの話の聞き方で安心されたかどうかは，翌日の朝にお会いしたときに確認します。といっても，直接前日の診察について尋ねるというような野暮なことはしません。その夜にゆっくり休めたか，表情はどうか，会話はスムーズかな

---

*16　臨床心理学では「治療構造」と呼ばれています。治療構造についての私の考え方は，拙著（岸本，2020）で論じています。

どを見て判断するわけですが，夜も「まあ眠れた」と言われ，「そうだね。この前全部いろいろと準備してもらって帰ったのに，1 日で戻ってきてしまって，それは申し訳なかったね」と，再入院をめぐる思いを自ら話されましたし，表情も良く，苦痛な様子は見受けられませんでしたから，初回の診察は及第という感じでした。それから数日は，睡眠もとれており，食事量も徐々に増えていて落ち着いておられました。

11 月 19 日ごろから夜，落ち着かなくなってこられたということで，20 日からリスペリドンを開始しました。そうして再び落ち着きを取り戻されますが，徐々に食事が減ってきて傾眠がちとなってきたため，11 月 25 日にトラゾドンに切り替えました。翌日は覚醒度が上がり，「自分がどうしてここにいるかわからない」と，少し夢から覚めてきたような感じになっておられます。夜に落ち着かなくなることが心配されましたが，混乱なく過ごされました。

11 月 28 日の語りは，私がなんとか聞き取れた範囲での内容を再構成して示しましたが，もしこのような努力をしなければ，「辻褄の合わない話」と評価されて，せん妄の悪化と判断されかねない状況だったと思います。しかしながら，私の評価は異なります。

まず，この日，たまたまマスクをして訪室したので，「どちらでしたっけ」と言われましたが，マスクを外すと「ああ，先生」と言われたので，しっかり私のことを認識されていることがわかりました。この日の語りを聞き取ることができたのは，このような関係性があればこそだと思います。それまで，ただ顔を見に行くだけ，睡眠と痛みのことを確認するだけのように思われた方もおられるかもしれませんが，こうして関係性を作っていたからこそ，ここで海藤さんの思いを聞くことができたと私は考えます。

ところで，この日に限って私はあれこれ聞いたわけではありません。私の聞き方は基本的には同じにしています。同じ聞き方をしているのに，今

まではあまり語りが広がることがなかったのが，この日に限って，聞き取りづらい小さな声であっても溢れるように話されたので，私も必死に語りについていったという感じでした。

　これまでの経験から，意識の緊張が少し高くなってくると，あるいは強い緊張が少し緩んでくると，語りが溢れる時期があることに気づくようになりました（岸本，2020）。これを私は物語的水準の語りと呼んでいます。語りの水準については第6章でも論じますが，簡単に触れておきます。

　私は，現実的水準，物語的水準，想像的水準，と三つの水準を一応区別しているのですが，大切なのは，これらの語りの水準に呼応して，意識の緊張度も増していくという点です。というより，意識の緊張度に応じて，語りの水準が変化するというほうが適切でしょう。強い緊張状態で現実離れした体験をしている意識状態で語られる語りが想像的水準の語り，ふだんの日常的な意識状態で語られるのが現実的水準の語りで，物語的水準は両者の中間に当たります。

　想像的水準の強い緊張が緩んできたとき，あるいは現実的な水準から少し意識の緊張が高まったときに語られるのが物語的水準の語りです。物語的水準になると，流れるような語り方に変わります。海藤さんの語りがこの日，物語的水準になったことの背景には，海藤さんが差し迫ってくる死を意識して，緊張が徐々に高まっているからではないかと私は察していました。

共感が不安を増長させることもある

　その推察どおり，翌11月29日には「大変なことが起こるような気がする」と言われましたので，〈それは心配ですね〉と感情に焦点を当てた応え方をしています。単に言葉のうえで〈心配ですね〉と伝えるだけでは，安心されません。海藤さんが感じておられる危機感をこちらも体感しなが

ら，重心を落ち着けて受け止めるという感じでしょうか。危機感が高い患者さんは，知覚が敏感になっていますから，口先だけで応答してもこちらの本心はすぐに見抜かれてしまいます。

　もう一つ注意すべきは，共感の重要性はよく強調されますが，患者さんが不安や辛さを訴えられたときに，こちらも不安や辛さを感じると，それが相手に伝わって不安がかえって高まることがあります。一種の共鳴現象だと私は考えています。共感性が高い医療者が，共感ゆえに症状を強めてしまう，ということが起こりうるのです。私自身がそうでした。抗がん剤で嘔吐している患者を見ると，自分も吐きそうになってしまうタイプでしたから。かといって，共感がないと関係は結べません。共感しつつ共鳴を生じないためには，重心を安定させることが大切だと思うようになりました。

　11 月 29 日の「大変なことが起こるような気がする」という言葉は，そのまま聞くのが難しい言葉です。安心させるつもりで，そんなことはないですよとか，心配しなくていいですよ，と言いたくなるかもしれませんが，そうすると「大変なことが起こる気がする」という言葉を否定することになります。かといって，「大変なことが起こる」という部分に共感して聞き手も不安になると，共鳴現象によって，不安を増長させてしまうかもしれません。私は，11 月 28 日の語りから意識水準の変化を察知していましたので，少し準備ができていたぶん，そのまま聞くことができたのではないかと思います。

　12 月 2 日には，「朝，医長の先生たちが来た。後は黒い者が来ている。黒いのが見える」と，精神医学的には幻視と診断されかねないような語りも聞かれますが，死が差し迫ってくると，さまざまな人影が見えると訴えられることは，多くの医療者が経験されていると思います。これを「せん妄」という枠組みに入れて理解してしまうわけですが，意識状態が変容し，貴重な体験をしていると受け止めることも可能ではないかと思いま

す。先ほどの意識の水準で言えば，想像的水準に移行していると言えます。

　せん妄を意識障害とネガティブにとらえるのではなく，意識状態の「変容」ととらえ，価値判断を留保して患者の体験を聞いていく。そうすると，外からは意識障害と思えるような状態において，患者がとても大切な体験をされていることが見えてくることもあります。せん妄における意識状態は，夢見における意識状態に近いのではないかと私は考えていますが，これについては第4章で改めて論じることにします。ここでは「黒い者が来ている」という海藤さんの語りに戻りましょう。

　この「黒い者」は，患者さんによっては死者と映ったり，自分に危害を加える敵と映ったり，亡くなった両親が迎えに来たと映ったりします。それを細かく聞き出す必要はないと私は考えていますが，ただこの「黒い者」に恐怖を感じられていたら，その後また落ち着かなくなる可能性がありますから，「怖いですか？」と尋ねてみました。「そんなことはないよ」と平然とした顔で答えられたので，大丈夫かなと思いました。

　12月4日に，海藤さんはとても心に残る言葉を残してくださいました。「それぞれの立場がある」と言われ，「先生の立場，俺の立場，患者，商店街など，いろいろな立場がある」と言われました。その真意がどこにあったのか，それはこれからも私が心の中で温めておかねばならない問いだと思いますが，長くないことを自覚され，自分のことよりも商店街のことを心配される境地に至られたことを，ただ，すごいなぁと思いながら聞かせてもらいました。12月6日に訪室した際，目を開けてにっこりと微笑みながら手を振られたのが，私に対する別れの挨拶だったのではないかと思いました。見事な最期だと感じられないでしょうか。

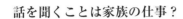

話を聞くことは家族の仕事？

　本書の冒頭で述べたように，「ガイドライン」の本文中では，患者の語りを聞くことについてはまったく取り上げられていません。資料として付されているパンフレットでわずかに触れられているくらいです。そこでまず，このパンフレットを見ておきましょう。パンフレットは 2 種類用意されていて，後のほうには（終末期）と記されていますので，最初のほうは「可逆的」なせん妄を想定してのパンフレットだと思われます。この最初のパンフレットでは「会話」という項目のなかで，以下のように記されています。

　　　○辻褄の合わない会話であっても，否定しないようにします。
　　　○会話を否定されると，かえって患者さんは苦痛を感じることがあり
　　　　ます。
　　　○混乱した会話であっても，ご家族ならわかることもあります。内容
　　　　を聞いてどのようなことを話しているか医師や看護師に教えてくだ
　　　　さい。
　　　○ちぐはぐな会話をしていることを，「おかしい」と指摘することが，
　　　　かえって患者さんの気持ち，誇りを傷つけることがあります。

　辻褄が合わなくても否定しないようにすることが最初に強調され，それは否定されるとかえって患者が苦痛を感じるからだということで，基本的な姿勢としては賛同しますが，辻褄の合わないと感じる話を聞き続けることは容易なことではありません。否定しないで口先だけで話を合わせていても語り手の気持ちは治らないこともよくあります。一見辻褄が合わないと思われるような会話から，どのように語り手の気持ちを汲み取ったらよ

いかを考えていくことが必要で，そのためには本章で触れたような意識水準の変化に配慮した聞き方が必要になります。

　これは専門的な知識と訓練が必要とされる部分であり，家族のみに任せてよい部分とは思われません。もちろん，「ご家族ならわかることもあるので教えてください」とパンフレットに書かれているのももっともな面はあり，家族とともに患者の言おうとしていることを理解することは私も大切にしたいと思いますが，話を聞くことを家族に丸投げしてしまうような姿勢には疑問を感じます。そんなつもりではない，という声も聞こえてきそうですが，それならどうして，ガイドラインの本文中に患者の語りを聞くことについて触れていないのでしょうか。

　患者・家族へのせん妄説明パンフレット（終末期）では「何を話しているかよくわからない」という質問に答えるかたちで，以下のように記されています。

　　○どのようなことを話そうとしているのか想像してみてください。本当にあった昔のこと，今気がかりになっていることやしておきたいこと，あるいは口の渇きやトイレに行きたいと伝えようとしていることもあります。
　　○時間や場所がわかりにくくなることは多いですが，ご家族のことがわからなくなることはめったにありません。
　　○辻褄が合わないときは，患者さんの言うことを否定せずにつきあい，安心できるような会話をしてください。「間違いを正す」ことは患者さんを傷つけることがあります。

　「どのようなことを話そうとしているか想像してみてください」という言葉は，そのとおりだと思います。家族だけではなく，医療者も意識しておきたい言葉です。少しうがった見方をすると，前者（可逆的せん妄に対

するパンフレット）では「ご家族ならわかることもあります」と書かれていた文面が，終末期のせん妄に対するパンフレットでは消えており，代わりに「どのようなことを話そうとしているか想像してみてください」という文面になっていますので，終末期せん妄では家族でもわからないことが多いので，「想像してください」という文面に置き換わったと受け取れなくもありません。

　このような事情が透けて見えるので，これらの言葉は，もっともなことではありますが，少し安易に響いてしまいます。「どのようなことを話そうとしているのか想像してみてください」という言葉は，むしろ，医療者こそ真面目に受け止めて取り組むべき課題ではないかと思うのです。

　せん妄患者の語りを聞くことは簡単なことではありません。せん妄は医学的には「意識障害」と定義されるように意識の状態が変化していますから，変容した意識状態によって語られる語りを受け止めるためには，医学的な知識だけでは限界があると思います。その手がかりの一つとして，本章では語りの水準ということに触れました。語られた内容をどう理解するかについては次章で述べることにしたいと思います。

第4章 せん妄の語りを聞く
——語りの内容

サックスの洞察

　映画『レナードの朝』で一躍有名になったオリヴァー・サックスは，著名な神経内科医です。その自伝『道程』（Sacks, 2015）には衝撃を受けましたが，自伝の一つ前に出版された『見てしまう人びと（原題は *Hallucinations*〈幻覚〉となっています〈Sacks, 2012/2014〉）には，「譫妄」という章があります。そこには，せん妄へのアプローチのヒントとなる観察や論考が多数紹介されていますが，ここではその冒頭で紹介されているエピソードを引用して，本章の議論の手がかりとしたいと思います。

　ミドルセックス病院の内科病棟に，腎臓病で死が差し迫ったジェラルド，P. という患者がいました。腎機能が低下し，尿毒症のためにせん妄状態となっているとのことでした（第2章で述べた萩本さんも同じ尿毒症でした）。サックスの記述を見てみましょう。

　　「ジェラルドは人生の大半をセイロンにある茶のプランテーションを監督することに費やしてきた。このことを私は彼のカルテで読んだ[*17] が，彼が譫妄中に話すことから推測することもできた。なぜな

[*17]　サックスもカルテを丁寧に読んでいることがわかります。

　ら，彼は次から次へとむちゃくちゃに連想を飛躍させて，とめどなく
しゃべったからだ。私の教授は彼が『たわごとを話している』と言
い，私も最初は彼が言っていることの意味をほとんど理解できなかっ
たが，よく聞けば聞くほどわかってきた。できるだけたくさんの時間
を彼と過ごすようになり，一日二～三時間におよぶこともあった。そ
して，わけのわからない彼の譫妄の中で事実と空想がどう混ざってい
るか，変化に富んだ長い人生で起きた出来事や感じた情熱をどう再体
験し，時に幻覚として体験しているか，私は理解するようになったの
だ。それは人の夢をひそかに知るようなものだ。最初，彼は誰にとも
なく話していたが，いったん私が質問を始めると，それに答えるよう
になった。誰かに聞いてもらえることがうれしかったのだと思う。彼
は譫妄状態でもそれほど興奮しなくなり，わかりやすく話すようにな
り，数日後，穏やかに息を引き取った」　　　　　　（Sacks, 2012/2014）

　ここには，せん妄の語りの内容を理解するためのヒントが多数盛り込ま
れていますので，それを検討することから始めたいと思います。サックス
は，ジェラルドが茶のプランテーションの監督の仕事をしていたことを，
カルテの記載から知りましたが，ジェラルドの語りからも推測できたと述
べています。ただし，サックスも「最初は彼が言っていることの意味をほ
とんど理解できなかった」と述べていますから，ただ漫然と聞くだけでは
理解が難しいということです。教授の「たわごとを話している」という理
解は，多くの医療者の見解を代表するものと言えるでしょう。
　しかし，サックスは続けて，「よく聞けば聞くほどわかってきた」と述
べています。できるだけたくさんの時間を過ごすようになり，おそらくは
サックスの一流の観察眼と神経内科学の膨大な知識とが総動員された結
果，彼の言うことがわかるようになってきたのでしょう。ただ，サックス
でさえ，1日に2，3時間も費やして，ようやく理解できるようになった

のですから，医療者がせん妄患者の語りを理解することは，現実的には難しいと感じられるかもしれません。でも，パイオニアの仕事には莫大な労力が必要であっても，一度道が開かれてしまえば，後に続く者はそれほどの労力をかけずに進むことができます。サックスはせん妄の語りを理解するためのいくつかの道を開いてくれたと思いますのでここで，その道について考えてみましょう。

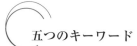

五つのキーワード

　サックスが到達した結論の一つは，「わけのわからない彼の譫妄の中で事実と空想がどう混ざっているか，変化に富んだ長い人生で起きた出来事や感じた情熱をどう再体験し，時に幻覚として体験しているか，私は理解するようになったのだ」ということです。せん妄の語りには「事実と空想」が混じっていることについては多くの人がすぐに感じられるところだと思いますが，サックスは「どう混ざっているか」を理解するようになったと述べています。

　じつは，この「どう混ざっているか」が鍵になると私は考えているのですが，ジェラルドの語りの内容が示されていませんので，サックスが「どう混ざっているか」と記したその内容まではわかりません。この点については，後で私自身の事例をもとに考えてみたいと思います。ともかく，事実と空想とが何らかの仕方で混ざり合っているということです。逆に言うなら，せん妄の語りを聞くためには，事実と空想の混ざり具合を勘案しながら聞いていく必要があるということになります。

　次に，「変化に富んだ長い人生で起きた出来事や感じた情熱をどう再体験し，時に幻覚として体験しているか」を理解するようになったとサックスは述べていますが，ここにはいくつかのキーワードが出てきます。少なくとも「人生」「出来事」「情熱」「再体験」「幻覚」の五つのキーワードが

読み取れます。

　せん妄状態で語られる語りの内容は，その人の「人生」と関わりがある可能性があるということ。そして，それは「出来事」としてだけでなく，「情熱」という面でも関係している可能性があるということです。この「情熱」はもう少し広く，「感情」ととらえるとよいのではないかと私は考えています。感情は，せん妄の語りを聞いていくときの一つのポイントとなると思うからです。

　そして，「再体験」という言葉からは，「たわごと」などではなく「体験」として受け取ることの重要性をみてとれます。「再体験」ですから，そこには記憶も関わってきますが，人生の出来事や情熱に関係するような記憶が中心になっていると考えられます。最後の「幻覚」というところからは，せん妄の語りには，知覚も動員されることがあるということです。

せん妄と夢

　これら五つの特徴を兼ね備えた現象で，誰もが経験している現象があります。それは夢です。夢の体験は自分の人生と何らかの関わりがあり，出来事だけでなく情熱も動き，その場で再体験がなされ，五感も動員される。ですから，せん妄の語りを聞くうえでは，夢の聞き方が参考になるのではないかと考えるわけです。

　夢についてはすでに前著で論じています[*18]ので，本書では後の議論に必要な部分を中心に述べておきたいと思います。サックスも，上記に続いて「それは人の夢をひそかに知るようなものだ」と述べていて，せん妄の語りを，夢を聞くように聞いていったらよいとまで主張しているわけではありませんが，せん妄の語りと夢との類似性をサックスも感じていたこと

[*18]　岸本（2015a，2015b，2018，2020）など。

が読み取れます。

　このように，せん妄状態の語りに耳を傾けることによって，ジェラルド
は「最初，彼は誰にともなく話していたが，いったん私が質問を始める
と，それに答えるようになった」と言います。聞き手であるサックスとの
心の絆が培われた結果だと思います。せん妄状態であっても，「ああ，先
生でしたか」（第3章）と認識してもらえるような関係を作ることは不可
能ではなく，語りに耳を傾けることはそのために必要なのです。ジェラル
ドも，「誰かに聞いてもらえることがうれしかったのだと思う」とサック
スは書いています。そのような絆があれば，「譫妄状態でもそれほど興奮
しなくなり，わかりやすく話す」ようになるのです。「数日後，穏やかに
息を引き取った」のは，サックスとの関係があったからこそだと思いま
す。

　第1章でも述べましたが，せん妄患者の語りを聞くことに対して，「追
求しすぎないのがよい」と警鐘を鳴らしている方もおられます。死亡直前
には高齢進行肺がん患者の88％にせん妄が認められるというようなデー
タ（Lawlor et al., 2000）がよく示されますが，もしそうだとすれば，せん妄
患者の語りを聞くことを問わずして，どうしてがん患者と向き合うことが
できるでしょうか。

　もっとも，9割の方に認められるような現象であれば，それは病的な現
象というよりは自然な現象ではないか，という疑問がまず湧きます。何の
ためらいもなくこのようなデータを紹介する感覚のほうを私は疑ってしま
いますが，それはさておき，多くの人が，終末期には医学的な観点からは
「せん妄」と呼ばれるような状態になるのだとすれば，その語りにいかに
耳を傾けるかという問題から目を逸らすことは，医療者として，少なくと
も緩和医療に携わる者として，どうなのかなと思ってしまいます。簡単な
問題でないことは十分承知していますが，だからといって「追求しすぎな
いほうがよい」というのは安易だと思います。

　少し力が入りすぎました。サックスの議論を踏まえて，事例を紹介したいと思います。この事例はすでに拙著で述べています（岸本，2015a）が，ここではサックスが示した五つのキーワードにも注目しながら，論じ直してみたいと思います。

 事例 **鮎川さん（80歳，男性）**

　鮎川さん（仮名）は肺がんを患っておられました。もともと陳旧性肺結核とC型慢性肝炎があって経過観察されていましたが，レントゲン写真に変化が見られ，X-3年5月に肺がんが疑われ紹介されてきました（私がお会いした年をX年としています）。気管支鏡検査やCTガイド下針生検が行われましたが，がんの確証が得られず，しばらく慎重に経過を見守るという方針になりました。

　しかしながら，腫瘍マーカーの一つであるCEAが上昇傾向で，画像検査でも腫瘤が増大傾向のため，臨床的にはがんが強く疑われるということで，本人やご家族とも相談のうえ，X-3年11月からX-2年1月の間，化学放射線療法（抗がん剤治療と放射線治療）が行われました。病状が安定し一度退院となりましたが，X-1年3月，右下葉に再発したため，化学療法が4コース実施され小康状態を得ました。

【骨折を機に】

　X年3月ごろより再び腫瘤が増大し始め，X年5月より化学療法が再開されています。ところが，X年7月中旬，自宅で転倒され，大腿骨頚部骨折のためB病院に入院となっています。そちらで検査が行われ，骨転移病巣が多発していることが判明しました。骨折は転倒の影響だけでなく，病的骨折*19 が考えられるとのことでした。8月に入って疼痛が増強し，

─────────────
＊19　骨の転移の影響で骨がもろくなってしまい，通常であれば骨折しないようなちょっとした外力で生じる骨折を病的骨折と呼びます。

呼吸苦も出現，経口摂取も低下したため，家族の希望で8月14日に転院してこられました。

　当院に転院してこられたときの検査では，左大腿骨頸部骨折と，左大腿骨骨幹部に2カ所，右大腿骨頸部に1カ所，右上腕骨に1カ所の溶骨性変化を認めました。疼痛に対してすぐにフェンタニルテープ（フェンタニル0.3 mg/d 相当）[20] が開始されました。緩和ケアチームには，疼痛コントロール目的で8月17日に紹介となっています。

　本人の診察前に主治医の先生に話をうかがったところ，入院時より（フェンタニルテープを開始する前から）意識レベルが低下していて傾眠傾向とのことでした。前日ぐらいから改善してきたとのことです。外来では病状が厳しいことを何度か伝えたが，ご本人ははぐらかす感じで受け止めができていないように思われた，とのことでした。病状は厳しいのでこのまま看取りになる可能性が高いと思います，よろしくお願いします，とのことでした。

　初日は，チームに研修に来ていた若い先生（C先生としておきます）の診察を，私もそばで見守るかたちになりました。C先生の言葉を《　》，私の言葉を〈　〉鮎川さんの言葉を「　」で示し，・・は沈黙がしばらく続いたことを示します。

　8月17日。部屋に入ると，呆然と天井を見ている姿が目に入ります。《痛みはどうですか？》「痛みはないです・・」《夜は眠れますか？》「外に連れて行ってもらうので・・」《？》「ぐっすり眠れます」〈ああ，昼間外に連れて行ってもらったりするから，夜はぐっすり眠れるということですね〉「そうです」《お名前は？》「鮎川です」《お年は？》「80歳です」《ここはどこかわかります？》「B病院ですね。（正しく認識しておられます）口が渇いて話しにくいです」。

---

[20]　医療用麻薬の貼付薬。

　もともと痛みのコントロールの依頼ということで，チームに研修に来ていた C 先生に診察してもらったのですが，痛みはあまり気にされていないようでした。詳細は示しませんが，上記のやりとりの後，C 先生が痛みについてもう少し詳しく聞いてくれて，フェンタニルテープ開始後，安静時痛は軽減しているようでした。主に体位交換など，動かしたときに痛みが出るということで，アセトアミノフェンの座薬などを適宜使用していただくことにしました。また，入院時の検査所見から高カルシウム血症が認められましたので，傾眠はこの影響があるかと思われました。すでにゾレドロン酸が投与されていて，高カルシウム血症は改善傾向にありました。

　さて，上記のやりとりを少し詳しく見てみましょう。C 先生はまず痛みから尋ねていますが，予想とは異なり，痛みはないですという返事が返ってきました。それで矛先を変えて，睡眠について尋ねています。すると，「外に連れて行ってもらうので・・」というちょっと意味をつかみかねる答えが返ってきました。下手をすると「辻褄の合わないことを言っている」と判断されかねない場面です。C 先生はすぐに口を挟まずしばらく黙って待たれましたが，結果的にはこれが良かったのです。

　しばらく考えられて，「ぐっすり眠れます」という答えが返ってきました。私はすぐにピンときました。というのも，ちょうど病棟で主治医の先生や看護師さんと話しているときに，看護師さんが，「入院してから傾眠がちでしたが，昨日はリクライニングの車椅子に移って少し外の空気も吸ってきて，わりと起きておられましたよ」と教えてくれていたからです。それで，〈ああ，昼間外に連れて行ってもらったりするから，夜はぐっすり眠れるということですね〉と私の受け取った内容を口にすると，「そうです」とすぐに答えが返ってきましたので，おそらく言いたかったことがつかめたと思いました。C 先生はせん妄を疑われ，名前，年齢，場所を確認されましたが，これはしっかり答えられましたので，見当識は保たれていることがわかりました。会話のテンポはゆっくりで，刺激がない

と，うとうとされてしまう感じでした。

【白い鮎】
　翌8月18日。この日はC先生の研修日ではないため，私がうかがいました。〈調子はどうですか？〉「あまり変わり映えはしないです」〈痛みはどうですか？〉「変わりはないんですけど，痛いのはありますね」〈どこですか〉「この辺りです（と手で左側胸部を示される）」〈頭はぼーっとしますか？〉「ええ，ぼーっとしている感じですね」〈昨日よりは良さそうですね〉「そうですか。昨日はあまり覚えていません」。会話のテンポは良くなり，表情も前日よりしっかりした感じで，意識レベルは前日より改善している印象でした。
　8月19日。C先生と一緒に挨拶をすると，笑顔になられ，話し始められました。「全体的には痛みも含めてマアマア，マシですね。右肩から足にいくような痛みがあります。上を見ていると，海岸でサギが飛んでいるように見えてきますね。サギがたくさん飛んでいきます。何だかさびしいですね」。看護記録からは見当識は保たれていることがわかりますが，サギの話の内容は現実とは異なります。C先生には，サギが見えるかどうかはともかく，「なんだか寂しいですね」という気持ちはそのまま伝わってきますね，その気持ちを大切にしていきましょう，と話しました。
　8月21日。C先生は不在の日でした。部屋にうかがい挨拶をすると，にこにこと挨拶を返してくださり，そのまま口を挟まずに傍にいると話し始められます。「白い鮎がね，とりたくて。でも，歩いていたら動けなくなって，それでへたり込んでいたんです。そうしたら，親切な人がいて，下まで連れてきてくれた。それが何度も繰り返されて，何回も連れてきてもらいました。白い鮎は，山の高いほうでとれるんでしょうね。本当はそれがとりたかったんですけど，骨折して，動けなくなって，連れてきてもらいました。みんなによくしてもらいました。だんだん弱ってくるんです

ね。年をとるとあかんです。いいことないです。元気になって，自分で歩いて鮎をとりたいんですけどね。難しいでしょうね。自分で起きることもできませんからね。黄土色の鮎もありますね。この辺が最期でしょうね。上のほうがいいです。昔はなかった。サンコの鮎。本当は青いシャク。・・ありがとうございました。最期になって，ちょっとは知りたいなと。興味を持つようになりました」〈痛みはどうですか？〉「この年ですからね。だんだんおもしろくなっていきますよ」。

　この語りは印象に残りましたので，私がどう受け止めたかをカルテにも記しました。その内容は下記のとおりです。

　　部屋にうかがい，挨拶をすると，にこにこと挨拶を返してくださり，そのまま口を挟まずに傍にいると，上記の話を語られた。軽度意識障害はあると思われるが，苦痛な様子ではない。白い鮎と指さされた方向には蛍光灯があり，蛍光灯の光を見ながら白い鮎のことを連想され，さらに，骨折したこと，救急搬送されたことなどが，ファンタジー的にまとめられて，鮎をとりに行こうとしたら途中で倒れて連れてきてもらった，という話になったと思われる。ご本人の感じとしては，動けなくなった状態で，たくさんの人に親切にしてもらって感謝している，自分の体が弱っていることもよくわかっている，そういう状況でもいろいろなことに関心を持っているということが伝えたいのではないかと思われた。病状が厳しくなっているということはご自身なりにわかっておられると思われた。

　　痛みは特に強い訴えはなく，フェンタニルの貼付剤はこのままの量で様子を見てよいと思われる。

【私の病名は何ですか？】
　8月25日。「まあぼちぼちという感じです。痛みはそんなに変わらんで

す。夜はまあまあ眠れます。大変な病気になったなと思います。こんな病気になって。難しいところがいろいろありますね。熱が高いとかいろいろある。突然こうなったので，びっくりしています」。

　8月27日。「体全体が痛いですね。動かないとマシですが，少しでも動くと背骨のところが痛くて痛くて・・もうこれでは動けないですね・・眠れないことはないです。のどがいがらいのがあって，声も出しにくいです。もう，痛いとかそんなところは超越してしまっているように思えます。何が何やら区別もつかないし・・上を見ていると，紫？ 緑？ の丸い物が見えてきます・・（聞き取れず）をしたいのだけど・・」。

　8月28日。「あまり良くないですね。口が渇いて仕方がないです。水分とかはとってはだめですか。もう動けないですかね。私の病名は何ですか？ 鎖骨骨折ですか？ 良くなりますか？」。意識レベルにムラはあるものの，徐々に状況が把握されるようになってきておられ，病名について知りたい気持ちが出ているようでしたので，主治医の先生にも伝えました。ご家族ともどうするか相談してみますとのことでした。

　9月2日。少しでも食べられるようにならないかと嚥下リハビリが始まりましたが，食べるのは難しそうでした。《痛みはどうですか？》「痛みはどうもないよ。違う人とちゃいますか。今はあんまり食べられへんからさみしいね。ウナギの皮なんか，体にも良さそうやし，食べられへんかねえ。氷もいいけど，もう少し味のあるもんが何か欲しいな。それにしても，氷だけしか食べてへんのに，ヒトの体ってよう持つんやねえ」。意識はクリアで，返答もしっかりしておられます。痛みのことはどこかにいってしまったようでした。その後，うとうとされることが徐々に増え，9月6日に息を引き取られました。

現実と空想の混じり方

　鮎川さんの「白い鮎」をめぐる語りは，サックスが「事実と空想がどう混ざっているか，変化に富んだ長い人生で起きた出来事や感じた情熱をどう再体験し，時に幻覚として体験しているか，私は理解するようになった」と述べたその内実を明らかにしてくれる良い例だと思いますので，詳しく見ていきましょう。

　「白い鮎がね，とりたくて。でも，歩いていたら動けなくなって，それでへたり込んでいたんです」。白い鮎と言いながら指をさされた方向には蛍光灯がありましたので，蛍光灯の白い光が白い鮎というイメージを触発したと思われました。外的な事物の形状（細長く白く光るもの）が知覚され，それを事物（蛍光灯）として認識するのではなく，そこから触発されたイメージ（白い鮎）をそこに見るような認識の仕方をしています。外的な事物はそのまま知覚されるというよりは，内的なイメージを触発するものとして働いているわけです。

　なぜこのような知覚様式になるかについては後で触れますが，どのようなイメージが触発されるかは，その背後でどのような欲求が動いているかに影響されます。ここで鮎川さんは，鮎をとりたかったけど歩いていたら動けなくなった，と話されました。左大腿骨の骨折により動けなくなり，自分でものをとろうと思ってもとれない現在の状況が，そこに響いているのではないかと想像できます。

　ところが，続けて，「そうしたら，親切な人がいて，下まで連れてきてくれた。それが何度も繰り返されて，何回も連れてきてもらいました」と言われましたので，現在の状況だけでなく，今回の入院のきっかけになった転倒のときの体験も，そこに重ねられていることがわかりました。ここで病歴の把握が役に立つわけです。サックスが言うように，語りながらま

さに「人生」で起きた「出来事」を「再体験」しているわけです。辻褄が合わないようなことでも家族ならわかるかもしれないのは，「人生」で起きた「出来事」を多く共有しているからでしょう。

　転倒時の出来事が再体験されているのではないかという解釈は，これに続く「白い鮎は，山の高いほうでとれるんでしょうね。本当はそれがとりたかったんですけど，骨折して，動けなくなって，連れてきてもらいました」という言葉から，さらに確からしいものに思われてきます。ただ，それを事実として語るのではなく，イメージとして語るわけです。動けなくなった，とりたいけどとれない。そういう思いと知覚されたイメージとが，混じり合って語られる。意識の状態が変化しているために，「骨折して動けなくなって大変でした」とストレートには言えないけれど，白い鮎のイメージに触発されて，その思いが表現されることになったのだと思います。それを聞いていると，いろいろな記憶も蘇ってきて，「骨折して」という言葉が戻ってきたのだと思います。

　そして，「みんなによくしてもらいました」という言葉には，鮎川さんが感じておられる感謝の気持ちが表れています。外来では「はぐらかすような感じ」（主治医の先生の言葉）もあったかもしれませんが，動けなくなった今，「この辺が最期でしょうね」と，「最期」が近づいてきていることも感じておられると思いました。

　感情とか，あるいはさらに広く欲求という面では，「（白い鮎を）とりたい」「よくしてもらった」「年をとるとあかん」「自分で歩いて鮎をとりたい」「難しいでしょうね」「ちょっとは知りたい」「興味を持つ」など，さまざまな感情や欲求が表れています（感情と欲求の関係については後で触れます）。これらのさまざまな感情や欲求が，目に入ること，耳に入ることに触発されて，あるいは過去の体験と重ねられて一つのストーリーが紡がれていることが見えてこないでしょうか。

　白い鮎をめぐる話を，「たわごと」として片付けてしまうことがいかに

残念なことであるか。本書を読んでそう思っていただけたとしたら，筆を
とった甲斐もあったというものです。

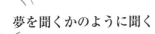
夢を聞くかのように聞く

　鮎川さんの「白い鮎」の語りを聞きながら，せん妄の語りは夢の話を聞
くかのように聞けばよいのではないか，との考えが輪郭をなしてきて，こ
れを境に私は意識的にそのような聞き方をするようになりました。その前
日に，「上を見ていると，海岸でサギが飛んでいるように見えてきますね。
サギがたくさん飛んでいきます。何だかさびしいですね」という言葉か
ら，「さびしい」という感情が伝わってきて，客観的にサギがいるかどう
かよりも，「さびしい」という感情に焦点を当てて聞けばよいのではない
か，との感触を得たことが手がかりとなりました。

　さらに，夢に関する神経科学的な研究のことも知るようになると，これ
と照らしても，せん妄の語りを夢のように聞く，その際，語りの内容より
もそこに流れる感情を聞いていく，という姿勢は必ずしも的外れではない
と確信するようになりました。たとえば，fMRI（機能的核磁気共鳴画像
法）でニューロンの機能的接続性を調べた研究によれば，夢見のときの脳
の活動パターンと低活動型せん妄におけるそれとは類似していることが示
されています（Choi et al., 2012）ので，夢の聞き方をせん妄の語りの聞き方
に活かそうとすることは，必ずしも荒唐無稽なことではないと思います。

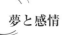
夢と感情

　夢については，フロイトやユングが深層心理学的にアプローチを行った
ことは知られていても，今なお夢に注目する心理臨床家は非常に限られて
います。まして，医療においてはほとんど目を向けられていません。夢見

の科学的な基礎研究で名を馳せたハーバード大学のホブソンらは，夢は単なる生理現象であって特別な意味はない（Hobson & McCarley, 1977）と主張し，アカデミックな世界で広く認められるところとなりました。

　しかし，彼らが前提としていた「夢見＝ REM 睡眠」という仮説が間違いであることがわかり（Solms, 1997），その神経学的メカニズムが明らかにされ，フロイトの夢理論を否定したホブソン自身が，「夢にはあふれるほど意味がある。ただし解釈する必要はない。ただ素直に読み取ればいい。……夢のなかでわれわれはやっかいな感情を自分のなかにとりこみ，折り合いをつけようとしているのだ」（Rock, 2003/2009）と自説を撤回しました。詳しくは，本家のソームズらの著書（Solms & Turnbull, 2002）や，拙著（岸本, 2015b, 2018, 2020）を参照していただくとして，ここでは要点のみ触れておきます。

　ソームズらは，「対象世界へ私たちの欲求的な関心を駆動する，動機づけを伴った SEEKING システムの活性化が，夢プロセスそのものを開始する」（Solms & Turnbull, 2002）と考えています。少し乱暴な言い方になりますが，わかりやすく言うなら「夢の原動力は感情である」となります。ただし，ここで言う「感情」は，パンクセップの基本感情（Panksepp, 1998; Panksepp & Biven, 2012）を指しています。パンクセップは，「基本情動指令システム」として，SEEKING（探求），FEAR（恐怖），RAGE（怒り），PANIC（GRIEF）（悲しみ），CARE（ケア），LUST（〈性的〉快），PLAY（社会的楽しみ）の七つを見出しました[21]（Panksepp & Biven, 2012）。

　夢プロセスそのものを開始するとソームズらが主張する SEEKING システムは，パンクセップの分類では最も基本的な情動司令システムです。あ

---

*21　FEAR などの大文字による表記は，単に人の恐怖という主観的な感情を示すだけではなく，哺乳類の脳にリアルに存在する神経回路でもあることを示す，パンクセップ独特の表記法です。

らゆることが目的となりうるシステムで，さまざまな欲求によって活性化
されます。快をもたらす（と学習された）対象に向かって，あるいはそれ
を見出そうとして，生体を駆り立てるようなエネルギーを与えます。たと
えば，喉が乾くなど，生体の恒常状態（ホメオスタシス）から外れたと
き，水を飲みたいという欲求を感じ，水を飲むという行動に駆り立てるの
が，このSEEKINGシステムなのです。

　「夢にはあふれるほど意味がある。ただし解釈する必要はない。ただ素
直に読み取ればいい」とホブソンが言うとき，「素直に読み取る」対象は
夢の出来事や登場人物よりもむしろ，そこに流れる感情なのです。だか
ら，ホブソンも続けて「夢のなかでわれわれはやっかいな感情を自分のな
かにとりこみ，折り合いをつけようとしているのだ」と説明しているわけ
です（Rock, 2003）。

　ただ，ここで言う「感情」は，一般に考えられるような喜怒哀楽などの
感情だけでなく，SEEKINGシステムをまず念頭に置く必要があります。
先に，「白い鮎」の語りを分析する際に「感情や欲求」とあえて書いたの
もそのためなのです。「せん妄を夢の語りのように聞き，その感情の流れ
を受け取ればよい」というのが現時点での私のスタンスですが，夢見を駆
動する神経回路は，パンックセップの基本感情の回路と重なっていますか
ら，ここでの「感情」はSEEKINGシステムも含む，パンックセップの言う
「基本感情」であるということに注意してほしいと思います。

一次過程と二次過程

　せん妄の語りは，夢と似ているとすれば，動機づけられた欲求が原動力
となっていると思われますが，覚醒時になぜこのようなことが起こるので
しょうか。この点については，フロイトが一次過程と二次過程と呼んで区
別した精神過程を念頭に置いておくことが役立ちます。最近では，一次過

程と二次過程という用語そのものに言及されることすらほとんどなくなりましたが，精神のプロセスの大枠をとらえるうえでは有用な考え方だと思いますので，ここで触れておきたいと思います。

　一次過程は欲動によって動かされ，快原則に則り，心的エネルギーの赴くままにそれを実現しようとさせます。これに対して二次過程は，心的エネルギーを捕捉し，現実原則に照らして制御と調整のシステムとして介入します。たとえば，入院している患者さんが「家に帰りたい」と言われ，訪問看護の準備ができるまで待ってくださいと答えたときに，その現実的な事情と照らして，「じゃあもう少し待ちます」と待つことができるのは，帰りたいという欲求を現実原則に照らして抑制するという二次過程が働いているからだとみなせます。ところが，「いや待てない，とにかく何が何でも今日帰る」と言い始めたときは，快原則のほうが優位になっていて，二次過程の働きが落ち，一次過程が前面に出ている，ととらえることができます。

　フロイトはジャクソン学説を取り入れて，一次過程と二次過程を概念化しました。ジャクソン学説の特徴を一言でいうなら，神経系統は階層構造をなすというものです。フロイトは，一次過程を下位の機能，二次過程を上位の機能として，そこに階層構造を想定しました。つまり，一次過程と二次過程は対等な過程ではなく，並列する過程でもないのです。

　ジャクソンは，原始的な脳から高次の脳への進化の過程で，階層性が形成されると考え，病的過程によって上位の機能が喪失すると，それによって制御されていた下位の機能が解放され，陽性の精神症状が出現するのではないかと考えました。ですから，二次過程が何らかの理由で抑制されると，必然的に一次過程が前面に出てくるわけです。その逆はありません。つまり，一次過程が抑制されると，二次過程は一次過程の基礎のうえに働きますから，二次過程も落ちます。

　このように，一次過程と二次過程には非対称性があります。そういう意

味で，一次過程はより根源的な生命エネルギーの働きを反映していると言えます。一次過程と二次過程は独立したプロセスと言うよりは相補的なプロセスで階層性があり，うまくいっているときには相互に補いながら働きます。

　せん妄は，現在の精神医学においては，注意の障害がその本質にあるとされています。注意障害がせん妄の本質かどうかは議論の余地があると私は考えますが，それはともかく，いずれにしても，せん妄においては注意機能，高次皮質の機能が低下している。すると，ジャクソン学説によれば，その下位にある原初的な思考様式，知覚様式が優位となる。これをフロイトは一次過程と呼んでいるわけです。

　フロイトの用語を使えば，せん妄においては二次過程が低下し，一次過程が優位になっていると言えます。わざわざフロイトを引用するのは，フロイトが一次過程の特徴を観察してさまざまな概念化を行っているからです。神経科学や精神医学は，病的な症状を列挙するところで止まってしまいますが，フロイトは，夢や白昼夢など一次過程が優位になる現象を分析し，一次過程の特徴を明らかにしていきましたので，そこに手がかりを見出そうというわけです。

否定せずに聞くだけでは足りない

　以上の概要を踏まえ，「白い鮎」の語りの聞き方を，一次過程と二次過程という観点から検討してみましょう。大枠となる考え方を説明するためにかなり単純化していますので，その点はご留意ください。

　一次過程の思考様式，知覚様式が優位になってくると，いわゆる理性の抑制が緩み，欲望や願望が赴くままに思考や行動が展開していきます。快原則に従う場合，その欲動が何らかのかたちで満たされないことには，ますます反応が強まります。二次過程が働けば制御ができますが，そうでな

ければ，何らかのかたちで欲求が満たされない限り高まった SEEKING シ
ステムの活動は下火になりません。SEEKING システムの主な神経伝達物
質はドーパミンであり，抗精神病薬の主要なターゲットの一つと考えられ
ますから，せん妄の治療に抗精神病薬が用いられるのは，SEEKING シス
テムの活動を下火にしようとしていると言えるでしょう（この仮説の妥当
性を主張するには，抗精神病薬の効果と SEEKING システムの賦活の程度
に有意な相関が認められるかどうかを検証する必要がありますが）。

　一方で，SEEKING システムは欲求が満たされるとその活動性は収まる
ことを考えると，話の聞き方の影響を受けることも容易に推測されます。
同じ抗精神病薬を使うにしても，火に油を注ぐような対応をしていれば，
薬の効果は殺がれてより多くのお薬が必要になるでしょうし，うまく応答
ができれば，少量で済むということも十分考えられます。そこで，抗精神
病薬による治療だけでなく，SEEKING システムの活動性を和らげるよう
な対応の仕方や聞き方を考えていく必要があると思います。

　「白い鮎がね，とりたくて……」と言われたときに，鮎川さんとしては
「とりたい」ということを言っておられるわけですから，その背後に
SEEKING システムの活動が高まりを推察できます。ここで「白い鮎なん
ていませんよ」と言ったときに，二次過程が優位であれば，「ああ，いな
いのか」と納得され，「とりたい」という思いを抑制することができます。

　しかし，二次過程の働きが落ちてくると一次過程優位となり，「いない」
と言われても納得ができなくなります。SEEKING システムに勢いがあれ
ば，欲求を満たそうと，「白い鮎が……」とか「とりたい……」などの訴
えがさらに増すことになるでしょう。あるいは自分で取りに行こうとし
て，起き上がったりされるかもしれません。SEEKING システムの活動性
がそれほど高くなければ，そのまま黙ってしまうかもしれませんが，その
思いはくすぶり続けるでしょう。何らかのかたちで欲求が満たされないと
SEEKING システムの活動は治りませんから，聞き手が，ただふんふんと

訳もわからずに相槌を打つだけでは足りない可能性があります。

　そこで、「白い鮎がね、とりたくて……」と言われたときに、白い鮎がいるかどうかを問題にするのではなく、「ああ、とりたいのだ」というように、感情を汲み取りながら聞くことが必要になります。白い鮎をとりたいというのはどういうことだろう、と聞き手が関心を持ちながら聞くことで、事情が徐々にわかってくることもあります。

　鮎川さんの場合は、「歩いていたら動けなくなって、それでへたり込んでいた」という話が出てきます。とりたいけど動けなくなった、ということで、現在のベッド上で寝たままの生活と重なる部分が見えてきます。ところが、「親切な人がいて云々」となりましたから、骨折したときの状況も重なっているということがわかります。そして、感謝しておられるんだな、ということが伝わってきます。そんなふうに聞いてもらえれば、語り手のほうも、たとえ実際にとりに行けなくても気持ちが満たされる感じになり、SEEKING システムの活動性も和らいでくる可能性が出てきます。これを皮切りとして、続けてその他の感情が徐々に表現されていったことは、すでに見たとおりです。

　ガイドラインの患者向けのパンフレットに、「辻褄の合わない会話であっても、否定しないようにします」とあるのは、せん妄において一次過程が優位になっていることと照らしても、方向性としては間違っていないと思います。しかし、SEEKING システムは欲求を満たされないと収まりませんから、単に否定せず聞くだけでは足りず、その背後にどんな欲求や感情があるかということを汲みながら聞くことが必要になってきます。

　ホスピスの看護師でさえ、「カバンはありませんよ」「帰れませんよ」など、簡単に患者の言うことを否定してしまう場面をしばしば目にしてきました。そして、そういったちょっとした対応が SEEKING システムの活動を逆に増すことになり、気がつくと過活動型のせん妄というかたちで爆発するということにつながる可能性は、大いにあると私は考えます。「カバ

ンを取って」と言われたときに，「カバンはありません」と答えること自体は間違いではないかもしれません。でも，その言葉が相手にどのように入るかを見ておくことが必要なのです。

　一次過程が優位になってくると，客観的な事実を伝えても，欲求のほうが勝ってしまいます。もし，こちらの言葉が入っていないようであれば，対応を変えていく必要があります。「かばんはありません」と答える前に，どんな感情がそこに流れているのだろう，どんな欲求があるのだろう，と思って耳を傾けるなら，いろいろな側面が見えてきて，対応の工夫の手がかりも得られるのではないでしょうか。日々のやりとりのなかで，一次過程と二次過程とどちらが優位になっているかを図りながら対応を調整していくことが，火に油を注ぐことを避けることに繋がるのではないかと思います。これが簡単ではないことは私も十分承知していますが，そういう目を持っていれば，少しずつでも対応を調整していけると考えます。

　8月28日に「……口が渇いて仕方がないです。水分とかはとってはだめですか」と言われた言葉には，「水を飲みたい」と一方的に訴えるのではなく，「とってはだめですか」と確認できるほど抑制が利いていますから，二次過程の働きも戻ってきていることがわかります。引き続いて「私の病名は何ですか？」と尋ねておられるのは，二次過程の働きが戻ってきたことと呼応して，現実的な検討力も回復してきたことがうかがわれます。例えて言うなら，夢の世界から現実の世界に戻ってこられたのです。

　せん妄状態では，二次過程の働きが弱まって一次過程優位となっており，その結果，せん妄状態の語りは，夢の語りにも例えることができるような語りに変化します。つまり，内的（身体的）な状態や外的な知覚された内容が，欲求や感情を導線としながら織り上げられて語られます。そのため，客観的な現実に即しているかという物差しで評価する聞き方ではなく，導線となっている感情を察していく聞き方をするほうが，火に油を注ぐような事態を避けることができると思われます。

　特に SEEKING システムの活動性が高いと考えられるときには，説得によって行動を抑えるよりは，欲求を汲みながら現実との折り合いを探していく，というスタンスで話を聞いていくほうがよさそうです。

　次章では過活動型のせん妄への取り組みを，やはり事例を通して検討してみたいと思います。

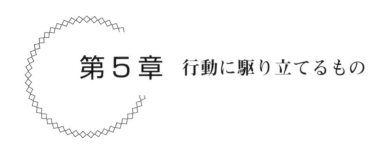

第5章 行動に駆り立てるもの

　これまでの論述は，精神医学的な用語で言えば低活動型のせん妄の例ばかりで，過活動型のせん妄では話を聞く余地などないではないか，との反論が聞こえてきそうです。もちろん，患者さんの安全を確保する必要があると判断したときには，私もお薬を使います。とはいえ，過活動型のせん妄状態であっても，こちらの対応によって火に油を注いでしまうこともあれば，語りに回復の足がかりを見つけられることもあります。必要に応じてお薬の助けを借りますが，過活動型のせん妄だから話を聞く必要はない，ということにはならないと私は考えています。

　ただ，どのように聞くかは難しい。そもそも，過活動型のせん妄では行動が激しいぶん，行動への対応に追われてしまい，その背後でどんな思いをしておられるのか，こちらの対応でどのように変わってくるのかといった，患者さんの心理や周囲との関係性は見えにくくなります。そこで，これまで述べたような，いわゆる「低活動型のせん妄」と呼ばれるような患者さんとのやりとりを手がかりに，過活動型のせん妄が生じる背景，そしてそこから抜けていくプロセスについて考えてみたいと思います。

　低活動型のせん妄と過活動型のせん妄の違いが，単に程度の差なのか，質的に異なるものなのかはわかりません。そもそも，せん妄は単一の疾患単位というよりは，複合的な要因が重なって生じる状態像ですから，過活動型と一括りにしてしまうことも問題かもしれません。ともあれ，過活動型のせん妄への対処でも，低活動型のせん妄への対応を軸に据えてうまく

いく部分とそうでない部分を見ていくほうが，なんの仮説もなく手当たり次第に対応するよりも，手がかりを見つけやすいかと思います。

　本章で紹介する事例を経験したのは，わりと前のことでした。当時は，第1章から第3章までに述べた，病歴を入り口にする，中核に恐怖がある，夢のごとく聞くといった考え方はある程度感触をつかめていましたが，第4章で述べた一次過程と二次過程の考え方は私のなかではまだ明確になっていませんでした。今ならもう少し違った対応をする部分もあるという反省も込めて，考えてみたいと思う事例です。

事例　重田さん（70代，男性）

　重田さん（仮名）は，X−5年の5月に，手の痺れで近くの総合病院を受診され，精査中に偶然，肺野に異常陰影を指摘されました。紹介された病院ではすぐに入院ができないため，自宅近くで肺がんの治療が可能な病院をということで，X年8月に当院の呼吸器内科に紹介されました。

【化学療法の時期】
　精査の結果，肺小細胞がんで縦隔へのリンパ節転移も認め，cT4 N2 M0のstageⅢBという診断でした。すぐに化学放射線療法が行われ，X−4年3月まで化学療法が8コース行われました。その後も病状に合わせて，X−2年8月からX−1年11月まで，別メニューの化学療法が約10コース行われました。X年1月の精査にて脳転移が判明しましたが症状はなく，病巣も小さかったため，ご本人が経過観察を希望され，そのまま経過を見守ることになったとのことです（ただし，この経緯については，患者さん自身から語られたストーリーは少し異なることが後でわかりました）。

　残念ながら脳転移が進行して，4月には右半身麻痺が出現したため，全脳照射が行われています。脳転移のほうはこれで落ち着きましたが，5月

に入り，食道やその周囲のリンパ節への転移が判明しました。化学療法が行われましたがあまり改善は見られず，食事がとれないとのことで7月2日に入院となりました。胸痛もあり，オキシコドン10 mg/dが開始され，7月8日にからはステロイド（リンデロン2 mg/d）も追加となっています。

7月7日に，二人の息子さんに病状説明がなされました。「抗がん剤は効果が乏しく，腫瘍は増大傾向で，食事もとれなくなってきています。疼痛コントロールや最小限の点滴などに切り替えて治療を行っています。予後は1，2カ月程度と考えられますので，緩和ケア病棟で過ごされてはどうでしょうか」と勧められました。ご家族はご本人とも相談されて，緩和ケア病棟を希望されたとのことで，7月16日に緩和ケア病棟に移られ，私が担当することとなりました。

肺小細胞がんは肺がんのなかでも治療が難しいとされていて，stage Ⅲの5年生存率は2割程度とされていますので，病歴からは重田さんは厳しい状況を生き抜いてこられたという印象を持っていました。

【緩和ケア病棟に移って】

7月16日。緩和ケア病棟初日で，ご本人と奥様のお話をうかがいました（〈 〉内は私の言葉，「 」は患者さんや家族の言葉，・・は沈黙がしばらく続いたことを示します）。

（緩和ケア病棟に移る直前に外泊されたと聞いていましたので）〈外泊に行かれてどうでしたか？〉「家では静かでしたし落ち着きました。賑やかなのは落ち着きません」〈症状のほうはどうですか？〉「入院していろいろな症状のほうは落ち着きました。・・聞きたいのは，もう少し体力がついてきたら（抗がん剤）治療ができないのかということですね。マーカーのほうは大分増えてきているし，これを放っておくしかできないのか。治療できないのなら後はケアしかないということでしょう。・・まあ寿命もあ

りますから仕方ないと思いますけど。PET で頭の転移があるとわかった
ときに，MRI の造影検査が腎機能の関係でできないと言われて，でも 3
カ月たって普通の MRI で見ても増えているということで放射線治療に
なった。あのときが分かれ道だったかなと思います。先生にもう少し強く
言って PET のすぐ後に MRI をしてもらえばよかった。まあ，ずばずば
言ってもらうほうがありがたいです。隠し事はあまりしてほしくない。こ
れからもよろしくお願いします」。

　7 月 17 日。「大きくは変わりませんよ。昨日の夜はなぜかあまり眠れま
せんでしたね。また眠れるときに寝ておきます」。緩和病棟初日の夜は，
あまり眠れなかったようでした。

　この日の夜の看護記録に，「来る人来る人が毎回違うやり方で配る。何
を飲んでいるかわからない。看護師を信用しろということか。全部自分で
してたのに，前の病棟でいつの間にか看護師管理になった。悪くなると看
護師が管理し始めるやろ・・そうやって，皆できなくなるんや」という言
葉が残されていました。後で振り返ると，この言葉には重田さんの経過を
理解する鍵が隠されているように思いますので，改めて検討したいと思い
ます。

　7 月 20 日。〈調子はいかがですか？〉「しんどい。どこということでは
なくて，全部がしんどい」〈夜は眠れましたか？〉「眠れなかった。朝少し
眠れたかな」〈咳は増えましたか？〉「咳は増えていないかな。痰が増え
た」〈痛みは？〉「痛みはそれほどでもない」〈熱もないですよね〉「そうや
な。夜，寝てないのもあるかな。便はやっと出た。一ついいことといえ
ばそれだけやな」。食道転移が進み内服が難しくなってきているため，す
でに投与されていたオピオイド（モルヒネの系統のお薬）は持続皮下注射
（モルヒネ 10 mg/d）に変更としました（ハロペリドールを併用していま
す）。

　7 月 21 日。「今日は調子がいい。リハビリをやって少し動けるようにし

ていきたい」。

【咽せるようになって】

　7月22日。少し前から形のあるものを食べると通りづらさを感じておられましたが，この日は好きなお菓子を一口食べただけでも咽せるということが続いたため，固形物は控えていただくようにお願いしました。持続皮下注射の早送りの回数が増えたため，ベース量をモルヒネ 15 mg/d に増量しました。ただ，同時に，だるさやしんどさを訴えると看護師が早送りを勧めるという傾向が見られたため，看護師には，息苦しさや咳，痛みには早送りで対応してもらってよいが，だるさやしんどさは早送りではとれないことも多いので深追いしすぎないように，と伝えました。

　7月23日。午前中はうとうとしておられ，午後改めてうかがうと，寝たり起きたりを繰り返しておられます。横になると痰が増える，それで起きて痰を出す。しんどいので横になる，それを繰り返しておられる状況でした。

　7月24日。朝，一度起きて咳き込みがあり，早送りをした後は昼前までうとうとされていました。前日の午後に，寝たり起きたりを繰り返している状況が辛そうだったため，カンファレンスで，持続皮下注射にブチルスコポラミンを加えて分泌抑制を図り，眠れないようであれば鎮静薬（ミダゾラム）*22 を夜間のみ使えるように，用意しておくことになりました（ブチルスコポラミンはせん妄を悪化させるリスクもあるため，少量としています）。

　午後に覚醒されたときの様子では，咳は前日よりはかなり減っていて，

---

*22　ミダゾラムは，ベンゾジアゼピン系の麻酔導入薬・鎮静薬で，せん妄の治療薬としてではなく，鎮静薬として投与されます。せん妄の治療では，抗精神病薬の効果が不十分で興奮が強い際の鎮静薬として，あるいは睡眠を確保する目的で，抗精神病薬と併用して用いられることが多いです。

痰も昨日ほどではなく，落ち着いておられる印象でした。

　翌日は土曜日で，私は出張で不在のため病棟当番の先生に見てもらいましたが，起き上がると興奮されることもなく，落ち着いておられたようでした。

　日曜日は，咳，痰は減っているものの，寝たり起きたりが繰り返されるようになっていて，転倒の危険が大きくなっているということで，看護師が夕方にたまたま立ち寄られた先生に相談しました。その先生は診察のうえ，日にち単位で病状が悪化しており，場合によってはその夜にも急変の可能性があると見立てられ，奥さんや息子さんたちにその旨を説明し，話ができなくなる可能性も高いがしんどさを取ることを優先して薬を増やしていきますと説明され，投薬を調整されました。

　私も気になっていたので，出張の帰途，20 時過ぎに病棟に立ち寄ったのですが，すでに上記の説明がなされ，モルヒネが 16.8 mg/d → 24 mg/d に増量され，鎮静薬（ミダゾラム 3.3 mg/hr）の投与が始まっていました。本人は鎮静薬でうとうとされている状態で，ご家族は，「話は聞きました。よろしくお願いします」と言われました。

【言い間違い】

　7 月 27 日。前夜はミダゾラムだけでは十分眠れなかったようでした。朝 10 時ごろ訪室したときには，手で柵をつかんで起き上がろうとするような動作が見られます。しばらく見守っていると，「ティッシュが欲しい」と言われ，渡すと，咳をしながらそこそこの量の痰を喀出されました。介助してベッドの上に座ってもらうと，しばらく座ったままでおられましたが，じきに今度は立とうとされます。尋ねると尿が出るとのことでした。トイレに行きたい感じがあるようでした。尿の管が入っているのでそのままで大丈夫ですよ，と説明すると了解され，横になられました。また寝たり起きたりになりそうな気配がありましたので，クロルプロマジン

10 mg [*23] の点滴を行い，見守っていると，うとうとされました。日中は
そのまま熟睡されました。

　夕方に訪室すると，少し目が覚めてきている状況でした。「シゲヤマさ
ん！」（本当はシゲタさん）[*24] と私が名前を間違えて呼んでしまったので
すが，即座に「シゲタ！」と大きな声で訂正されました。名前を間違えた
ことを申し訳なく思うと同時に，しっかり返事が返ってきたことを私は嬉
しく思いました。隣におられた奥さんも大きな声に驚かれた様子でした
が，本人にそんな元気が残っているとわかって嬉しそうな様子でした。
〈眠れましたか？〉と尋ねたら，「よく眠れた」と言われ，「座りたい」と
言われたので，そこに到着された息子さんにも手伝ってもらい，座ってい
ただきました。少しスッキリされた表情で，息子さんも，「昨日のように
しんどそうではないですね」と言われました。

　その夜も，ミダゾラムだけではあまり眠れず，クロルプロマジンの点滴
を追加して休まれました。奥さんが夜勤の看護師に話された内容が記録に
残っていました。「昨日見ていて十分苦しんだので，あれ以上苦しまない
ようにお願いします。孫が近くに住んでいるけど，母親（長男の妻のこ
と）が仕事でしばらくいないので，今日から家で預かることになっていた
んです。長男はこんなときにいいよって言うけど，孫も可哀想なので，戻
ります。何かあれば連絡ください。今週いっぱい持つかなあ。何かあって
も蘇生とか延命は望んでいませんので」。

【もう話せないかと】

　ミダゾラムだけではしっかり眠れないので，7 月 27 日の夜から，ミダ
ゾラムの他にクロルプロマジンも定時の指示としました。翌朝はミダゾラ

---

*23　抗精神病薬。
*24　「シゲタ」も「シゲヤマ」も実際の言い間違いのパターンが再現できるようにと考
　　えて作った仮名です。

ムを朝に止めて，切れてくると徐々に覚醒してこられました。この日は，意識は比較的はっきりしていましたが，横になると咳が出て起きる，というのをゆっくりしたペースで繰り返しておられました。午前中にお孫さんが来られ，背中を擦ってもらっていたときは，良い表情をしておられました。奥さんは，「こうして話ができるのは嬉しいです。ずっと寝かせっぱなしかと思っていました。まだはっきりしている部分があるのなら，時々でも話ができれば嬉しいです」と言われました。

　咳に対してモルヒネの早送りを続けて使って落ち着きがなくなり，13時ごろにはベッドから立ち上がろうとするなど再び危険な様子も見られたため，クロルプロマジンを投与しました。

　午後，点滴でうとうとしている本人を見守っている奥さんは，看護師にこんな話をされました。「当直の先生に話を聞いてから，私も息子たちも覚悟はしています。しんどくないようにモルヒネと眠れるお薬で調整して，と聞いていました。もっと話ができなくなると思ったけど，昨晩息子と話せたし，自分とも今日は話せたから嬉しいです。今日の様子なら見ていられます。私が目に入ると，柵を外せとか，言うことを聞かないとか，怒るので，目に入らない位置で見守っています（笑）」。

　奥さんは少しのことで気持ちが溢れ，涙を流される状態で，我慢しないで泣いてもらったとのことでした。一方で，奥さんに対して怒ることがあっても，奥さんは本人がしっかり意思を伝えられるのが嬉しいようで，涙しながらも傍で見守っておられ，笑顔も見えるとのことでした。

　夜に息子（長男）さんが来られたときに，私は奥さんと息子さんに以下のような話をしました。

　「7月16日に転棟してこられ，21日ごろが一番調子は良かったのですが，翌日に誤嚥されたのか，咳と痰が増えてしんどくなり，横になったり起きたりを繰り返される状況になりました。レントゲンでは影が少し増え

ていますが，今日明日という状況ではないと考えています。

　全身状態は，しんどさが募っていて徐々に厳しくなっていると思います。意識レベルも，昨日は，朝はわりとしっかりしておられ，日中に興奮を抑える薬を点滴したときにはよく休んでおられました。目が覚めてからは，私がうっかり名前を間違えてもすぐに訂正されるなど，とてもはっきりとしておられる時間帯もありましたし，今朝も起きてすぐはしっかりしておられました。

　昼くらいから落ち着かなくなり，起きたり寝たりで，ベッドを超えて立ち上がろうとされたので，点滴を使わせてもらいました。先ほど車椅子で散歩されたときには，すごくいい表情をされたと看護師から聞いています。夜は寝る薬でしっかり寝ていただいて，日中は，落ち着きがなくなったら点滴を使わせていただくというような対応で，しばらく様子を見させてもらおうと思います」。

　奥さんは，話ができなくなるのはつらいと言われ，少しでもいい時間があり，話ができるのは嬉しい，とのことでした。息子さんは，「看護師さんには迷惑をお掛けしますが，先生の方針でお願いします」と，スタッフのことも気遣われ，こちらが恐縮するほどでした。

【心に響く語り】

　7月29日。訪室すると，ちょうど咳き込んでおられ，「起こしてほしい」と言われるので，体を起こすのを手伝いました。座ってひと段落したら，次のように話されました。

　「この病院はいったいどうなっているのか。ここの看護師はどんな教育を受けているのか。どこの病棟も一緒。げらげら笑ったり，何がおかしいのかと思う。ティッシュの場所も，あっちに置いたりこっちに置いたり，場所が変わるので捜しても見つからない。4年と10カ月頑張ってきたこ

とは間違っていたのかなとさえ思ってしまう。D先生（最初の主治医で，X－1年に転勤されてからは，E先生が引き継いでおられました）によく見てもらった。今回，治療ができないと言われても信じられなかった。D先生に相談に行こうかと嫁と話していたほど。希望がない。D先生が無理というならあきらめもつく」。

　この話は私の心にとても響きました。そして，せん妄からかなり回復してこられたと感じました。それで，私の気が緩んだ部分もあったと思うのですが，「柵を乗り越えて落ちそうになったりしたこともあって，大変な時期もあったんですよ」と経過を説明しようとすると，すぐに怒りモードになり，「そんなのは覚えている。放っておいてくれたらいい。自分でできる。こんな柵を置いて。余計なことをせんでもいい。もう寝ますわ。横にならせてもらいます」と，横になり背を向けられました。余分なことを言って怒らせてしまったことを反省しました。

　午後には再び興奮状態となり，立ち上がろうとしたりベッドから降りようとしたりされるようになりましたので，モルヒネのベース量を24 mg/d→19.2 mg/dに減量しました。この日はクロルプロマジンのみでは抑えが効かず，フルニトラゼパム＋ハロペリドールの点滴で対応しました。

　7月30日。奥さんが看護師に，「この人の様子を見ていたら，危ないなっていうのはわかります。土日は看護師さんも少ないし，私も心配だし，昼間はずっといるつもりです」と，本人を支えていきたいとの気持ちを語られました。

【だましたやろ】
　7月31日。〈おはようございます。昨日は眠れました？〉「まあまあ眠れた」〈咳は出ますか？〉「今は治まっている。朝方多かった。今はいい」。受け答えはスムーズで，疎通性も良く，意識はかなりはっきりしてきた印象を受けました。咳と痰も減ってきています。夜に使うミダゾラムも当初

の半量以下で眠れるようになってきていて，せん妄の勢いが治まってきているという印象を受けました。

　午後は，比較的落ち着いて過ごしておられましたが，看護師から呼ばれて行ってみると，「外泊したい」とのことでした。「リハビリをしたい。今日はその日だと思うけど。毎日やることを書いてある紙がどこかに行ってしまった。あと，外泊したい」〈今はまだ難しいですね。お薬もいろいろ入っていますし〉「いつになったら行けるんや」〈いつというのは言えないですが〉「詐欺みたいなもんだな」〈すみません。ご家族とも相談させてください〉「そうか」。

　夕方に息子さんが来られたので，外出について相談しました。〈咳と痰はだいぶ落ち着いてこられ，以前は横になるとすぐに咳が出て，また起きてということを繰り返しておられましたが，ここ2，3日は落ち着いてこられました。意識も大分はっきりする時間帯が出てきたぶん，家に帰りたい，外泊したいという気持ちが出てきたようです。外泊はまだ難しいと思いますが，外出なら息子さんの協力があればできるかなと思っていますが，いかがでしょうか？〉「いいですよ。日曜日なら手もありますし，行き帰りの時間を含めて病院を離れるのは4時間くらい，という感じで行けますでしょうか？」〈いいと思います。それでは日曜日に外出ということで準備をしましょう〉。

　8月2日には予定どおり，外出されました。

　8月3日。徐々に胸のしんどさが募っているようで，カンファレンスでモルヒネのベース量を上げたほうがよいのではという意見が多く聞かれ，19.2 mg/d → 24 mg/d に増量としました。

　8月4日。〈今日はどうですか？〉「変わらん」〈夜は眠れました？〉「眠れた」〈咳は多いですか？〉「咳は出るな。でも薬を入れてもらうと効く。今も頼んだところ」〈効き具合を見ながら調節していきます〉。頷かれます。会話はこのようにスムーズになり，意識もかなり清明になってきまし

た。

　午後に訪室すると，いきなり「だましたやろう」と言われます。〈何の
ことですか？〉と尋ねると，「外泊。1泊の予定だったのに」と言われた
ので，〈前の日に，私からちゃんと，外泊はできません，点滴もあります
ので，だいたい4時間くらいになりますけどいいですか，お願いします
よ，と説明しましたよね？〉と答える（実際，念を押していましたので）
と，「それはスミマセンでした」と素直に引き下がられました。

　その後，前にいた病棟に散歩に行きたいと言われ，奥さんと車椅子で，
前に治療を受けていた病棟まで行かれました。世話になった看護師さんや
E先生に挨拶をしたいと言われ，何人かの看護師の名前をちゃんと覚えて
おられ，その日勤務していた何人かの看護師と話もできて，とても良い表
情をされていたと奥さんからうかがいました。

　夜勤の看護師には，「ちゃんと話してきた。良かったよ」と上機嫌で言
われ，奥さんも「前いた病棟にいい子がいるんです。息子の嫁にしたいと
思ったらしく，今日は会えて，結婚してますかって聞いていました」と笑
顔で話されたとのことでした。

【薬は不要に】
　8月5日も再び前にいた病棟への散歩をされ，E先生とも話されたとの
ことでした。それ以後は，興奮されることはなくなり，穏やかに過ごして
おられました。

　8月10日ごろには，徐々にウトウトされる時間も増えてきました。〈調
子はいかがですか？ 咳はまだ出ますか？〉「いいえ」〈痛みは？〉「ない」
〈しんどいですか？〉。頷かれます。〈眠れました？〉「まあ」。このころか
ら，夜のハロペリドールは不要となり，眠れないときにごく少量のミダゾ
ラムを使用するという状況となってきました。

　8月12日。息子（次男）さんが見舞いに来ておられました。息子さん

から，「うとうとしているのはモルヒネの影響ですか？」と尋ねられたので，〈落ち着かないときに使っていた薬は，最近は使っていません。薬はむしろ徐々に減らしているほどですから，うとうとするのが増えてきたのは，消耗が進んで，夢を見ているような意識状態になってきているからだと思います〉とお答えしました。

　奥さんは，「息子が来たので今日は頑張っているんだと思います。昨日と違います。昨日はよく寝ていました」と言われました。こんなふうに廊下で奥さんと息子さんと話していると，病室から本人が奥さんの名前を呼ぶ大きな声が聞こえてきます。奥さんは「聞こえていたんですね。すごいはっきりしていますね。まだまだ頑張りたいんだと思います。ありがとうございます」と言って，お二人ですぐに病室に戻られました。

　8月17日は，夜間のミダゾラムを使わずに眠ることができ，これ以後，ミダゾラムは不要となりました。抗精神病薬の頓用も使用することはなく，モルヒネの持続皮下注射のみで対応可能となりました。

　8月18日。奥さんが「もうだいぶ悪くなっているのは見ていてわかります。一緒に住んでいる次男は，昨日の夜も今朝も見にきたので状況はわかっています。今日の昼も，血圧が120に回復したとメールしたら，ほっとしたようでした。長男にもメールで伝えています。私は夜は泊まれませんが，連絡をいただいたら30分で来ますのでよろしくお願いします」と，涙を流しながら話されました。状況が悪くなっていることはよく承知しておられ，子どもさんたちにも伝えておられるとのことでした。

　8月25日。午前中に遠方から奥さんの兄夫婦が見舞いに来られ，声が届いているようだったと喜んでおられました。

　8月26日。小康状態を保てています。苦痛な様子は見受けられず，話しかけると頷かれたり視線を合わせるなど，こちらの言葉は届いている様子でした。この日は，奥さんの妹さん夫婦がおくさんと一緒に来院され，本人を前に談笑しておられました。

　8 月 30 日の夜に，ご家族皆さんに見守られて，息を引き取られました。

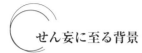

せん妄に至る背景

【治療への期待】

　経過をかなり詳しく記載したのは，いわゆる「せん妄」をめぐって，さまざまなことが動いていることを示したいと考えたからです。上記の経過から，せん妄に至る背景について，そしてせん妄から抜けていくプロセスについて，考えてみたいと思います。

　重田さんの「せん妄」が顕在化したのは 7 月 23 日ごろからなので，まず，そこまでのプロセスを振り返ってみます。病歴のところで述べたように，重田さんの病気は肺がんのなかでも治療が難しいとされていた肺小細胞がんで，病期も stageⅢB とかなり進行していました。そういう状態でも 5 年頑張られたという経過を考えると，緩和病棟に移ってこられましたが，内心では治療を頑張りたいという思いが結構あるのではないかと思っていました。案の定，「もう少し体力がついてきたら（抗がん剤）治療ができないのか」と言われました。

　ここは一つの分かれ道で，病気のことを理解できていない患者，と見てしまうか，治療をしたいという思いに共感できるかで，後の治療関係は変わってくると思います。私としては，現実的には厳しいかもしれないけれど，特に小細胞がんで 5 年も頑張ってこられたのだから，少し体力が戻れば，治療の相談もできる状態にならないかなという期待も抱きました。

　実際には，患者さんがそういう気持ちを述べられると，「病気の理解に問題がある」という目で見られてしまうことも，残念ながらあります。「ちゃんと説明がされていたんでしょうか」と，紹介医に対する不信や非難が聞かれることも少なからずあります。

　緩和病棟でも少なからず経験しました。カンファレンスで「治療を受け
たいという気持ちは大切だ」と言うと，反対されることはあまりないので
すが，実際にケアが始まると「あの患者さんは病気のことがよくわかって
いない」と話すスタッフの声が漏れ聞こえたりすることがよくありまし
た。どうしてそういうふうに思ってしまうのかと考えていたのですが，理
由の一つとして，そういう患者さんは，徐々に病気が進行して思うように
動けなくなってくるとせん妄状態になりやすいことを，経験的に知ってい
るということがあるからかもしれません。

　では，どうして抗がん剤治療をやりたいという気持ちが強いことが，せ
ん妄の背景となるのでしょうか。手がかりの一つは，その背後で動いてい
る感情にあると思います。治療をやりたいという気持ちを後押しする基本
感情として，第4章で述べた「SEEKING システム」の活動性が高まって
いることが想定されます。SEEKING システムは「○○したい」という欲
求を感じるときに働く基本感情だからです。そして，それが満たされない
と，ますます強くなるという特徴もあります。

　それがある限度を超えてしまうと，（二次過程の働きが落ちてしまって）
自制が効かなくなり，不快を避け快を求めるという一次過程の思考や行動
が前面に出てくることは，十分ありうることだと思われます。もちろん，
単純なストーリーではありませんが，心理的要因は身体的な要因と同じよ
うに考慮すべき重要な要因ではないかと思います。

【脅威の高まり】

　もう一つの背景として，第2章でも論じた恐怖があります。7月17日
の看護記録に残されていた言葉には，重田さんが感じている危機感が表れ
ています。危機的な状況に置かれると，ちょっとした変化に敏感に反応す
るようになります。これを精神科医の中井久夫先生は，「兆候空間優位」
な状態と呼んでおられます（中井，1982；岸本，2020）。兆候空間優位な状態

になると，知覚様式も第3章で述べたような微分回路の特徴を帯びてきます。真っ暗な森に放り出されたら，ちょっとした物音や物陰で何かが動く気配にも敏感に反応するようになるのと同じです。裏を返せば，変わらないもの，同じものが安心の支えになります。ですから，「来る人来る人が毎回違うやり方で配る」という言葉は，重く受け止める必要があります。

　重田さんにとっては，配薬の仕方が同じであることが安心の基盤であったと思われるのに，そこが揺らいでしまっているからです。「看護師を信用しろということか」という言葉は，看護師を信用できていないという言葉の裏返しかもしれません。「全部自分でしてたのに，前の病棟でいつの間にか看護師管理になった」という言葉には，今までできていたことができなくなって，徐々に追い詰められていく気持ちがよく現れています。「悪くなると看護師が管理し始めるやろ・・そうやって，皆できなくなるんや」と，病状の悪化を切実に感じておられることが伝わってきます。

　このように，本人からすると身に脅威が迫り，どんどん追い込まれていると感じられたのではないでしょうか。このような状況で，7月23日ころから寝たり起きたりを繰り返すようになられます。痰が出てきて起き上がるのだから，痰が問題ではないかと思われるかもしれませんが，憑かれたように寝たり起きたりを繰り返される様子は，まるで，冬山で「寝たら死ぬぞ，寝るな」と言われて必死に寝ないようにしている姿のようにも見えました。7月26日の記録には，「咳，痰は減っているものの，寝たり起きたりが繰り返されるようになっていて」とありますから，単に咳とか痰の問題ではないと考えられます。

　脅威を感じたときに高まる基本感情は「FEAR（恐怖）システム」です。身に危険が迫ると，どんな生物でも「戦うか逃げるか」という反応を示します。「闘争−逃走」反応としてよく知られた反応です。逃走反応を生み出す中心となるのがFEARシステムで，これは生得的にプログラムされたシステムです。ヒトの場合，扁桃体の外側核，および中心核に中枢があ

り，そこから視床下部を通って脳幹の背側 PAG（中脳水道周囲灰白質）に投射します。ここで恐怖の感じが生み出されて，運動プログラム（逃走反応）が封切られることになります[25]。

　重田さんが強い恐怖を感じておられたことを考えると，寝てもすぐに起きようとされるのは，単に痰を出そうとするだけではなく，逃走反応の引き金が引かれているからかもしれません。過活動型のせん妄の行動に，逃走反応という側面があるとすれば，単に行動を静止しようとするだけでは足りず，いかに安心をしてもらえるかということも必要になってきます。

　転倒の危険もありますし体力も消耗しますから，見ている側としては休ませてあげたいということで，「お薬を使いましょう」ということになりますが，実際，私もお薬を使いましたが，身に脅威が迫っているという切迫感を汲み取りながら薬を使うことができればよかったのかもしれません。当時の私はそこまでは思いが及んでいませんでした。

【苦痛への対処としてのせん妄】

　抗がん剤治療を続けたいという気持ちが強くある（SEEKING システムの高まり）一方で，現実的に病状が悪化し何もできなくなるということで，欲求と現実との乖離がますます強くなっていると察せられます。さらに，咳がよく出る，見ていて辛そうという理由で，モルヒネの早送りが頻回に使われるようになってきています。

　モルヒネは，腹側被蓋野のオピオイド受容体を介して SEEKING システムも賦活しますから，モルヒネの増量や早送りの頻回の使用は，この乖離

---

[25]　本書では脳幹上部から辺縁系を首座とする基本感情に焦点を当ててきましたが，これらの感情回路が逃走反応などの行動プログラムをどのように賦活するかについては，津田の『「ポリヴェーガル理論」を読む』（津田，2019b）に目を開かれるところがありました。津田の論述は，ポリヴェーガル理論を提唱した本家の Porges よりもはるかに広く目の行き届いたもので，大いに刺激を受けました。

をさらに助長することになります。7 月 21 日に「リハビリをしたい」と
言われたのも，SEEKING システムの高まりを反映していると考えられま
す。

　ところが，翌日，咽せることが続いたため，固形物も控えていただかざ
るを得なくなりました。固形物の制限は医学的には必要な対処だったとは
いえ，動けないだけでなく食べられなくなるということで，ご本人には
ショックだったのではないかと思います。さらに，恐怖も強く感じられて
いるとなると，苦痛は意識で受け止められる限度を超えるほどに高まって
いったとしても，不思議ではない状況だと思います。

　精神科，コンサルテーション・リエゾンの経験が豊富な精神科医の石丸
正吾先生は，「身体疾患等で耐えがたい苦痛が生じたとき，人は自らの意
識をおのずから下げることにより，その苦痛を緩和し，何とかその困難な
状況を乗り越えようとしているのではないか，その表れがせん妄なのでは
ないか」(石丸, 2020) と述べておられます。ここで，「意識を下げる」と
いうことを，第 4 章で論じた二次過程の働きが落ちることだと理解すれ
ば，重田さんの状況をよく説明できます。

　治療したい，リハビリしたい，起きたい，生きたい，と強い欲求
(SEEKING システムの高まり) がある状況で，それが叶わない状況となっ
たとき，そして身に危険が迫っていることも強く感じて，その苦痛が限界
を超えたとき，現実検討力を失って（二次過程が機能しなくなり），一次
過程優位の状態となることで，やっと自分を保とうとしているのではない
か。ただ，一方では強まる身の脅威に対する守りという面がありますが，
抑制が利かなくなりますから，一次過程の勢いに任せて起きたり寝たりが
繰り返されるようになり，それはそれで大変ということになります。

　しかし，辛い現実を直視するよりは，何も考えずに寝たり起きたりする
ほうが，体はしんどくても気持ちの面では楽なのかもしれません。ただ
し，だからといって放っておけばよいと言っているわけではありません。

そういう辛さが背後にあるのではないかと察しながら見守るほうがよいのではないか，と言いたいのです。

　もちろん，これは一つの仮説にすぎませんし，証明のしようもありません。しかし，仮にせん妄の原因を，たとえばモルヒネの使用やがんの進行といった身体的要因だと考えるにしても，どうして，このとき，この状況で，せん妄を発症しなければならないのかということを，十分に説明してはくれません。

　モルヒネにしても，けっして多い量ではありません。このくらいの量では，せん妄にならずに過ごしておられる人のほうが圧倒的に多い。ここで述べたような心理的要因がせん妄の発症に果たす役割は，けっして小さくないのではないでしょうか。少なくとも，オピオイドやその他の薬物と並ぶ直接因子の一つとして位置づけるほうが説得力が増しますし，ケアにおける配慮の幅も広がるのではないかと思うのですが，どうでしょうか。

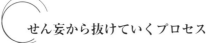

せん妄から抜けていくプロセス

【抑制の利き具合】

　次に，せん妄から回復するプロセスを見てみましょう。回復の途上でどのようなことが生じてくるかがわかれば，治療やケアの目安とすることができますし，投薬の調整に活かすこともできるからです。

　7月24日は，ふらふらしながらも，起き上がろうとしたり，柵を外そうとしたり，目が離せない状況が増え，過活動型のせん妄と診断されるような状態になりました。投薬の調整と鎮静薬の使用も準備をして週末を迎え，土曜日は落ち着かれましたが，日曜日は再び落ち着かなくなり，看護師が夕方にたまたま病棟に来られた医師に診察を依頼したところ，日にち単位で病状が悪化していて夜に急変の可能性もあると説明され，しんどさ

をとることを優先してモルヒネの増量と鎮静薬の投与が開始されていました。遅れて20時過ぎに私が病棟に立ち寄ったときには，すでに説明がなされ，投薬も開始になっていましたので，その方針を尊重して見守ることとしました。

　ここはもう一つの分かれ道だったと思います。医師も看護師も，皆がもう病状が悪い，これ以上せん妄はよくならないので，鎮静薬を増量していこう，という方針になれば，このまま亡くなられていたかもしれません。一方で，がんの病状そのものは，レントゲン写真からも，すぐに命に関わるような状況ではないと私は判断していました。少なくとも，コミュニケーションがまったくできなくなるような深い持続鎮静を考慮すべき状況ではないと考えていました。それで，翌朝に一度鎮静剤を切って，様子を見守りながら方針を考えていくということにしました。

　代診の先生が指示されたミダゾラムは，3.3 mg/hrと決して少ない量ではなかったのですが*26，ミダゾラムだけでは眠りは浅かったようです。27日の朝10時ごろ訪室したときには，手で柵をつかんで起き上がろうとするような動作が見られましたので，起き上がるのを手伝い，見守っていると，自分で痰を出されました。その後，立とうとされるので，理由を尋ねるとトイレに行きたいということでしたが，尿の管が入っていることを説明すると，わかったと言われて横になられました。説明を受け入れて横になられたので，少し抑制が利き始めていることがわかります。二次過程の働きが少し戻ってきたのです*27。

---

*26　睡眠目的では，ミダゾラムは1 mg/hrから始め，それで眠れることも多いのですが，代診医はしっかりと鎮静をかけるために，かなり多い量で指示を出されていました。ところがそれでも眠れなかったようで，せん妄の度合いが強かったことがわかります。

*27　ただし，当時の私はそこまで考えていませんでした。本章での考察は，記録を振り返りながら気がついたことが多いです。このように振り返り，考えていくことで，徐々に，リアルタイムでこれらのことを考えながら話を聞けるようになっていくのです。

残念ながら午後になると再び，寝たり起きたりになって抗精神病薬を使うことになりますが，回復の兆しをここに見ることができます。二次過程の働きがどのくらい戻ってきているかを測りながら薬の調整を行っていくということができれば，漫然と抗精神病薬を投与することは避けられます。

27日の夕方に名前を間違えたエピソードは，ご本人には申し訳なかったのですが，ご家族も，本人が大声で訂正されてびっくりされるほどでした。名前を間違えたことは，一瞬でもせん妄の微睡から目を覚ます気付け薬のような働きをしたかもしれません。その効果は長続きしませんでしたが，ここにもせん妄から回復してくる可能性を感じました。

夜はやはりミダゾラムだけでは眠れず，クロルプロマジンの点滴も追加して，夜間に定期的に使うこととしました。29日の朝はミダゾラムが切れてくると徐々に覚醒してきて，午前中にお孫さんが来られたときには普通に話もできたようで，奥さんも話ができることを喜んでおられました。この日の夜に看護師に語った奥さんの「もっと話ができなくなると思ったけど，昨晩息子と話せたし，自分とも今日は話せたから嬉しいです」という言葉が，家族の本音ではないでしょうか。

まだクロルプロマジンが必要な状況でしたが，「今日の様子なら見ていられます」と奥さんが言えるほどには落ち着いてきています。さらに「私が目に入ると，柵を外せとか，言うことを聞かないとか怒るので，目に入らない位置で見守っています（笑）」という奥さんの言葉からは，「柵を外して欲しい」「起きたい」という欲求はあるものの，のべつまくなしに「起こしてほしい」と言っているわけではなく，人の姿が見えなければ自制が利いているともいえ，少し抑えが利いていることも推察されます。

【物語的水準への移行】

このように，少しずつ抑制が利き始めている感触がありましたが，そん

ななかで，7 月 29 日の語りはとても心に響きました。看護師の笑い声が耳に障ること，物の置き場が勝手に変えられてしまうことに対して怒りを表出されていましたが，これはすでに述べたように，身の危険を感じて兆候空間優位な状況に置かれていることの表れでもあり，医療者はそのような変化にも心を配る必要があると改めて思いました。

　さらに，5 年近く頑張ってこられたことを振り返りながら，最初の主治医の先生を信頼してやってこられた思いを吐露されました。このような溢れるような語りは，物語的水準の語りととらえることができます。言い換えれば，強い緊張が緩み始めたことの表れでもあります。物語的水準については第 3 章で論じたとおりですが，この位相で出てくる話をきちんと受け止めることができれば，現実的水準への着地もスムーズになると私は考えています。

　逆に，この後，「柵を乗り越えて落ちそうになったりしたこともあって，大変な時期もあったんですよ」と経過を説明しようとして怒らせてしまい，この日は点滴が余分に必要だったことを考えると，こちらの対応によって再び逆戻りさせてしまう可能性もあるということがわかります。

　幸い，それ以上悪化することはなく，7 月 31 日ごろには疎通性もよくなり，夜に使うミダゾラムの量も多いときの半量以下となっていて，だいぶ現実に戻ってこられたという感じを受けました。8 月 2 日には外出にも行かれました。

　8 月 4 日の午後に訪室したとき，いきなり「だましたやろう」と言われたのには面食らいましたが，外泊のことを言われたので，事前にちゃんと説明したことを伝えると，素直に「スミマセンでした」と引き下がられたところにも，抑制がかなり利くようになったことが見て取れます。車椅子で前の病棟に散歩に行かれ，息子さんの嫁にしたいと思っていた看護師さんのこともしっかり覚えておられて，話もできて，かなり上機嫌でした。

　8 月 10 日ごろになると，うとうとされる時間も増えてきましたが，以

前のように，何かに憑かれたように起き上がろうとするということは見られなくなり，穏やかに過ごしておられます。このころには，夜寝るときに使用するミダゾラムも多いときの3分の1以下となり，夜間の抗精神病薬は不要となっています。8月12日から定時の抗精神病薬投与は中止としましたが，これ以降必要となることはありませんでした。夜間のミダゾラムも8月18日以降は使わずに，モルヒネ入りの持続皮下注射のみで，自然に覚醒と入眠のリズムができていました。

　7月26日の夜に不可逆的せん妄と判断して深い持続鎮静が行われていたら，29日のお孫さんとのよい時間も，自宅への外出も，8月4日と5日の前に入院していた病棟への散歩の時間も，持つことはできなかったでしょう。家族は再び，話ができるようになったことを喜び，自然なかたちで弱っていかれるのを見守りながら，遠方からの奥さんの兄夫婦との面会も実現させて見送ることができたのですから，せん妄の見立てと治療がいかに大切であるかということを感じていただけるのではないかと思います。

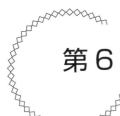

第6章　水を向けるような関わり

　本章で述べるのは，私が直接担当した事例ではなく，看護師からケアの相談を受けるというかたちで関わったケースです。

　藍野看護師（仮名，以下藍野 Ns）は，緩和ケア病棟で8年以上勤務していた中堅看護師で，看取りの経験も豊富にありますが，その彼女から，プライマリーナースとして担当していたある患者のせん妄症状のケアについて相談がありました。

　藍野 Ns は，私とやりとりをしながら，患者の気持ちに寄り添うということを意識してケアに臨みましたが，患者が亡くなられた後で，これほど穏やかな看取りを見たことがないと振り返ってくれました。

　これから見ていくように，経過自体は決して平坦な道のりではありませんでしたが，だからこそ穏やかに最期を迎えられたのかもしれません。前章までに述べてきたことを看護ケアに活かした実践例としても，お読みいただければと思います。

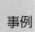 **事例　鳥谷さん（60代，女性）**

　鳥谷さん（仮名）はX年2月に意識消失発作を生じ，近医を受診したところ，心電図で不整脈（Mobitz II 型の房室ブロック）を認めたため，当院の循環器科内科に紹介となりました。ペースメーカーが留置されましたが，その治療のための入院中に胸背部痛を訴えられ，精査したところ腫

瘍が見つかり，膵体尾部がんと診断されました。すでに病気は進行していて手術適応はなく，抗がん剤治療目的でＸ年3月17日に入院されました。

　同日，緩和ケアチームにも依頼があり，緩和チームでもフォローを始めました。緩和ケアチームには医師が二人いて，主担当医を決めて関わっていました。私は主担当医ではありませんでしたが，チームで関わっていましたから経過は把握していましたし，主担当医が不在のときには代診もしていました。

【化学療法の時期】

　鳥谷さんは，Ｘ年2月に膵体尾部がんと診断され，化学療法が開始となりました。第一次治療としてゲムシタビンとナブパクリタキセル*28 による治療が行われましたが，食欲不振が強くなり，4クールでこのレジメンは終了となりました。Ｘ年6月4日からは内服薬の抗がん剤（TS-1）に変更され，6クールの治療が行われましたが，がんの進行は抑えられず，TS-1 による治療も終了となりました。

　鳥谷さんの場合，最初のゲムシタビンとナブパクリタキセルという治療は，効果がないわけではなく，食欲不振が強くなって中止になったという経緯がありましたので，副作用軽減を図ると同時に抗がん作用の期待されるゲムシタビンを単剤投与することが提案されました。

　鳥谷さんは治療を希望され，Ｘ＋1年2月4日からゲムシタビン単独による治療が開始されました。しかしながら，やはり食欲不振と倦怠感が著明で，これ以上の抗がん剤治療はかえって寿命を縮めてしまうと判断され，ベスト・サポーティブ・ケア（best supportive care：BSC）*29 の方針となりました。2月23日にBSC の方針が主治医の先生から鳥谷さんに

---

*28　ゲムシタビンとナブパクリタキセルは，いずれも抗がん剤です。
*29　BSC とは，抗がん剤などの侵襲的な治療はいっさい控え，症状を緩和しながら経過を見守るという緩和的治療のことを指します。

伝えられ，緩和ケア病棟も提案されました。

【緩和病棟が提案されて】

　2 月 24 日から上腹部の痛みを訴えられるようになり，25 日には痛みがさらに強くなったため，オピオイド（医療用麻薬）の一種であるオキシコドン 10 mg/d が開始となりました。3 月 1 日には辻褄の合わない言動が見られ，見当識障害も認められました。3 月 2 日には嘔気も出現し，内服が難しくなってきたので，フェンタニルの貼付薬であるフェントス 1 mg/d に切り替えられています。

　3 月 7 日には痛みが強いということでフェントスが 2 mg/d に増量となり，3 月 11 日には効果が不十分ということで，フェントス 2 mg/d にフェンタニルの持続皮下注射が 0.18 mg/d 上乗せとなり，3 月 14 日に緩和ケア病棟に転棟となりました。

　この痛みはその部位からしてもがん性疼痛であると思われるのですが，それまで痛みを特に感じておられなかった鳥谷さんが，なぜ BSC を告げられた翌日（2 月 24 日）から痛みを訴えられるようになったか，と考えてみると，これ以上抗がん剤治療を続けられないという現実に直面することになり，強い恐怖を感じて痛みの閾値が下がった可能性を考えておく必要があると思います。痛みにはさまざまな意味がありますので，ただオピオイドを調整すればよいというものでもないのです。

　たとえば，症状に「守り」という側面があることを，カナーを引きながら山中が指摘しています（山中，1985）。ある患者さんは，オピオイドで痛みが和らいだあと，喜んでおられると思ってうかがうと，「痛みが和らいだのはありがたいけど，それはそれで大変なんです。そのことが前に出てくるようになりましたから」と言われました。「そのこと」とは自分の行く末，死という結末のことです。痛みがある間は「そのこと」について考えなくてもすんだ。痛みが取れたら取れたで大変というわけです。痛みを

とらないほうがいいと言っているわけではありませんが，痛み止めを調整するだけでは足りないこともしばしばある，ということを強調しておきたいと思います。

　3月1日の辻褄の合わない言動は，この状況ではオキシコドン（医療用麻薬）によるせん妄とみなされることがほとんどでしょう。私も否定はしません。しかしながら，オキシコドンは最小量であり，通常この量でせん妄を生じることは稀であり，どうしてこのタイミングでせん妄を生じたのかと考えると，「身体疾患等で耐えがたい苦痛が生じたとき，人は自らの意識をおのずから下げることにより，その苦痛を緩和し，何とかその困難な状況を乗り越えようとしているのではないか，その表れがせん妄なのではないか」(石丸, 2020) という，第5章でも引用した指摘がここでも意味を持つように思います。強い恐怖を感じ，まずは痛みという防波堤が出てきたけれども，オピオイドによりその防波堤は取り除かれたため，今度はせん妄という防波堤が出てきたとみることも可能ではないかと思うのです。

　痛みが出てきたときにオピオイドで痛みを取り除こうとするだけでなく，その背後にある「恐怖」も汲み取って安心できるようにしていくことが必要だと思います。同じように，せん妄に対してもただ投薬して鎮静化を図るだけでなく，心の深いところで擾乱が起こっていると受け止めて，潜行した「恐怖」を汲んでいくような視点も必要ではないか，と思うのです。

　私はこのような観点から，毎朝行われる緩和チームのカンファレンスで，鳥谷さんの痛みについては，痛みをとろうとするだけなく，その背後にある恐怖に思いを配りながら痛みが和らいでくるのを待つのがいいのではないか，と話していました。また，せん妄も不安や恐怖が後押ししている可能性があるのではないか，と。しかしながら，痛みがさらに強くなり，オピオイドを増量せざるを得ない状況となるなかで，緩和ケア病棟に

移られることになりました。

【緩和病棟に移って】

　以下，〈　〉内は藍野 Ns の言葉，「　」は患者さんや家族の言葉，・・は沈黙がしばらく続いたことを示します。

　3月14日，緩和病棟に移られました。鳥谷さんの人となりについて，当日の受け持ちの看護師が家族から収集した情報が，以下のようにまとめられていました。

　　　夫を介護し，看取られた後，夫が可愛がっていた犬と暮らしていた（鳥谷さんは犬嫌い）。娘さんは結婚されて近くに居住（夫，3人の子ども〈高1，中2，4歳〉と同居）。
　　　本人の人柄：活動的な人で，ボランティア活動や地域の役を引き受けるなど，人のために動くことが好きだった。趣味は大正琴，園芸，阪神ファン。

　その夜に受け持ちを担当した藍野 Ns は，鳥谷さんの様子を次のように記しています。

　夜勤で最初に挨拶に行ったときは，「全然わからん・・ドラマみたいや」と言われ，刺激がなければ寝てしまうが，声をかけると，「穏やかだが見当識障害あり」という状況で，ポータブルトイレに排尿された後は再び眠られました。ところが，0時に訪室した際は，「ここはコンテナ？　全然わからん」と笑顔で言われます。口渇や空腹について尋ねるが「ない」とのことで，〈ここは病院ですよ〉と伝えると，納得されたような表情をされ休まれたとのことでした。朝，目が覚めた後は，何か口にしたい気持ちはないと言われ，顔を拭いたりしていると涙がぽろぽろとこぼれてくる状況でした。

この夜の様子から，藍野 Ns は次のようにアセスメントしています。

> 看護ケアとしては，1 日のリズムや見当識を整えるケア。時計，カ
> レンダー設置。朝・昼・夕とわかるように声かけ。食べないが食事の
> 時間が来たら伝える。調子が良ければ日中に散歩。元々の生活スタイ
> ルは？ 娘さんから教えてもらう。家で見ていたテレビ番組とか……
> 時間になったらつけるとか。感情失禁？ 寄り添っていく。

このような見当識が混乱した状態は，しばらく続きます。2 日後の 3 月
16 日には，「なんで私ここにいるかわからない。これ，犬用の点滴？ い
ろんな仕事があるのね。犬たちはどうなったのかしら。何にもわからない
わ・・」とあります。また，痛みも 1 日のうちに何度か出てくるようで，
医療用麻薬の持続皮下注射を時々早送りして対処されていました。ちょっ
としたことで涙が溢れてきたり，尋ねたことには返事が戻ってこず，犬の
話になったりすることもありました。

多くの看護師はせん妄と感情失禁ととらえて関わっているようでした
が，3 月 16 日は私が代診をしていたこともあり，その日の担当看護師に，
「BSC と告げられてまだ間がなく，『せん妄』症状の背後には強い不安や
恐怖があると思うので，それを察して関わるのがよいのではないか」と伝
えていました。その後も，ちょっとしたことに喜んだり泣いたりと感情に
は波があり，「ここどこ？ どうなっているの？」と何度も聞かれていまし
た。

3 月 18 日は藍野 Ns が担当で，「娘と孫が来たときにはいつも良い表情
をしているのは，きっと安心しているから。涙が出るのは，悲しさや不安
だけでなく，嬉しかったり幸せだったり，いろいろな感情もありそう」と
評価し，トイレや食事についてのケアの留意点を入院処置指示に書き込
み，ケアが一貫したものになるように工夫をしていました。

　3 月 19 日。藍野 Ns は夜勤で，夕方は「ああホッとした。どう思った？」〈鳥谷さんがホッとしていて嬉しいです〉「そう，ありがとう」と落ち着かれており，いつものように傾眠ではなくしっかり覚醒していて，「ここは病院でしょう」と見当識もしっかりしていました。ところが，その夜には再び「私病院に入院したの？　精神ってこんなふうになるの？　パニックやね・・」と涙され，痛みも出てきます。朝起きてからも，どこにいるかわからなかったと涙ぐまれ，病院と伝えると「信用していいのかな」と混乱が続いていました。

　藍野 Ns は，「見当識障害，認知機能障害。ところどころは記憶があり，不安から涙されることが続いているが，転棟当初よりは落ち着いている時間も増えている。安心して過ごせるようにその都度対応。不安もベースにあることを理解して寄り添っていく」と記しています。

【STAS をきっかけに】

　当時私が勤務していた緩和ケア病棟では，入院した患者について，入院後 1 週間をめどに，プライマリーナース（鳥谷さんの場合は藍野 Ns）がSTAS-J（Japanese version of Support Team Assessment Schedule）という評価ツールを用いて評価が行われていました（STAS ワーキング・グループ，2007）。「痛みのコントロール」「痛み以外の症状が患者に及ぼす影響」「患者の不安」「家族の不安」「患者の病状認識」「家族の病状認識」「患者と家族のコミュニケーション」「医療専門職間のコミュニケーション」「患者・家族に対する医療専門職とのコミュニケーション」の 9 項目について，客観的な評価を行うというものです[*30]。

[*30]　私自身は，患者をリストアップされた問題の束として見る視点を暗黙のうちにすり込むことになりやすく，総合的に見ていくという視点を見失いやすいため，STAS には批判的な立場を取っていますが（詳細は岸本〈2018〉で論じました），病棟の方針は尊重していました。

　藍野 Ns はカンファレンスに備え，STAS による評価をまとめるにあた
り患者の現在の状況をどのように理解したらいいか，私に相談してきまし
た。私は，現時点で症状だけを見れば，疼痛，せん妄，感情失禁（不安）
などの評価がなされるかもしれないが，時間経過に沿って見ると，これら
の症状はすべて BSC の方針が示された直後より出始めていることから，
その背景には強い不安や恐怖があるのではないかと考えていること，これ
らの症状は病的な症状というよりは，「異常な状況における正常反応」（岸
本，2004）と考えて，そのまま受け止めていくのがよいのではないかと考
えていることを藍野 Ns に伝えました。

　さらに，藍野 Ns は日々のケアについて，たとえば散歩，食事，清潔ケ
アなどはどのように勧めたらよいかと尋ねてきました。私は，暗い洞窟の
中にいる人を無理に明るい光の下に引きずり出そうとするのではなく，こ
ちらも洞窟の中に入っていくような関わりがよいのではないかと思うが，
散歩や食事などの日々のケアについては，水を向けるような関わり，つま
り相手の関心を引くようにそれとなく誘いかけ，本人がのってくるような
らそれでよいが，のってこなければ無理強いしないのがよいと思う，と答
えました。

　翌日，病棟カンファレンスで，鳥谷さんの STAS による評価が行われ
ました。藍野 Ns は，「症状が患者に及ぼす影響」の判定理由のところに，
（さまざまな症状は）「緩和ケア病棟への転棟の話など，精神的ストレスに
よる反応と見ることができるか。病的ととらえず，当たり前の反応として
出ている症状を受け止める」「水を向ける関わり，本人のタイミングがよ
いときに，たとえば清潔ケアや散歩，食事などを勧めてみて，本人がのっ
てこなければ無理強いしない」というようなかたちで，私と話した内容を
STAS に反映させ，スタッフ間で共有してくれました。

【症状はさらに悪化する】

　これらのアドバイスを元に対応したら事態は好転した，というのであれば見事なストーリーになりますが，実際にはそう簡単にことは進みません。私の恩師の山中康裕先生も繰り返し強調されていますが，心理療法的な関わりが深まると，心理的な症状は一時的に悪化することもよくあり，そこが正念場なのです。

　症状が悪化するということは，良くなる可能性もあるということです。というのも，関わりによって症状が変化するのであれば，好転する可能性もあるからです。少なくとも心理的な症状についてはそのように考えるほうが，治療的展開の道が開けます。悪化した状態でどう取り組むかが問われているのです。

　3月22日から3日続けて藍野Nsが担当していますが，22日は痛みが強く，オピオイドの持続皮下注射の早送りを頻回に必要とする状況でした。23日は入浴され，声を出して笑うこともあり，精神的に落ち着かれている様子で，「見当識障害，認知障害も見られず，それに伴う不安感も見られなかった」と藍野Nsは評価しています。

　ところが，24日は「何で私こんな夢みたん・・天国にいるつもりやったのに，地獄みたいな夢（表情険しく，外に意識が向かない様子）。何か宗教の夢，娘がこんなんするなんてな〜。しんどい・・どうしてこうなった？　もう長くない命だから，G（孫の名前）を助けて・・G・・G・・精神的におかしなったから・・」と辛そうに語られ，藍野Nsは，「今日は気持ちの辛さが目立つ。痛みも不安要素になるので，気持ちの辛さが強いときは痛みも疑って対応」と書いています。

　このとき，藍野Nsは辛かったと思います。というのも，この日の彼女の記録が，普段より倍の分量になっていたからです。翌日，上記の記録を読んで，私は「藍野Nsが洞窟に入った」と感じました。洞窟というのは

もちろん比喩で，患者がいる暗い世界のことを指していますが，この「地獄みたいな夢」の世界での体験は，怖くて口に出すのも憚られることが多い類のものです。

　それを鳥谷さんが藍野 Ns に話せたのは，藍野 Ns が「地獄みたいな夢」の体験を聞く構えができており，話しても大丈夫と感じさせるような雰囲気を醸し出していたからだと思いました。その構えができていない人に，患者はこの種の話をすることはほとんどありません。夢の勢いが強いときには誰彼となく話すこともありますが，聞き手の心に留まらなければ，結局のところ，それを意味のある体験とすることはできません。

　24 日の夜は，「あーしんどい。助けて。何もしていないのに何でこんな目に遭うの？　地獄よりひどい。はやく天国に行かせて」と涙されたり，明け方にも「助けて，ここはどこ？　こんなところに閉じ込められてどうなっているの」と叫んだりされています。25 日も「何もわからない。もういらない。しんどいです」と混乱した様子が見られ，看護師がここは病院で心配ないと説明すると了解される，とありました。

　26 日は痛みがあり，オピオイドの早送りを何度か施行しています。28 日は藍野 Ns が担当でしたが，痛みについて問うと「ちょっと痛い」とのことで，早送りをするということが何度か繰り返されたあとで，早送りは勧めても「薬ばかりでもういいわ」と断られる場面も出てきています。

　29 日も藍野 Ns が担当で，「ああ〜もう嫌・・悪いことしたな〜・・しんどいわ」と言われる。痛みや吐き気について尋ねるが，「何もわからへん・・怖い夢ばかり見るし，人間って怖いなあ・・何もしたくないわ。家族は帰ったん？　もう元気にならんでいいわ。ほっとくわ。ごはんもいらんわ」と，何もやる気にならないこと，（怖い）夢が続いていることが語られました。夕方には「怖かった，怖かった」と泣いておられたとのことでした。

【夢から物語的水準へ】

　4月2日も、「おかしいな・・ここはお風呂か・・あんたらおかしいことしてへんか・・あんた変な薬入れたんちゃうか・・警察呼ばな・・警察や」と落ち着きませんでしたが、よいタイミングで娘さんがこられて、落ち着かれました。藍野 Ns はこの日は夜勤で、担当となったときも、「私阪神の試合行ってたん？　全然わからん、悪いことしたんやろうな（涙）。お仕事に戻ってくださいよ・・」と言われ、その後、いろいろ話されるのを傾聴したとあります。

　朝は「もう痛いわ・・いつまでこんなことしてたらいいの？　家帰れるの？　薬ってあんたも好きやな。もういいわ。精神がおかしくなってるねん。精神病院は・・」と不安な様子で言われます。ただ、「これまでどちらかというと傾眠だったのが、この夜は多弁でいろいろと話されたのが、これまでと比べて変化してきている」と藍野 Ns は記載していました。

　多弁になっているというのは鋭い観察です。これは第3章でも述べたように、語りの水準が、夢見のような想像的水準から物語的水準へと移行していることを示唆するのではないかと私は思いました（岸本, 1996）。体験に圧倒されているときはしばしば言葉を失い、話すことができても断片的だったり、傍目には辻褄の合わないことを言っていると受け取られたりすることが多いのですが、少し体験から距離をとることができるようになり、意識の緊張が緩んでくると、語りが溢れるようになります。これを物語的水準の語りと呼ぶことは第3章以降、見てきたとおりです。

　このころの語りには、阪神の話題が頻繁に語られます（4月3日「主人も阪神ファンよ」、5日「阪神、よく行ってたよ」、6日「小1から阪神が好きで掛布とか好きやったわ」など）。鳥谷さんにとって、阪神の物語は、混乱した世界から現実の世界へと橋渡ししてくれる重要なストーリーだったのかもしれません。

　語りの水準が変化するのと呼応して，意識も外に向き始めました。4月5日の藍野 Ns の記録によると，「声をかけるとにっこりと笑顔あり。看護師に顔を向けて笑ったり，外に意識が向いている。昼食はいちごのゼリーを2口。美味しいと笑顔あり。午後に娘さんとお孫さんが来院され，お花見に誘うと同意され，ベッドごとテラスへお花見へ。じっと桜を見て写真撮影。帰室後も笑顔」（強調は筆者による）と，それ以前と違って，水を向ける関わりに乗ってこられるようになっています。娘さん自身も，「外に出ると思わなかったからびっくりしました」と驚かれるほどでした。

【痛みをとってほしいわけではない】

　4月7日，8日は痛みを訴えられ，オピイドの早送りが頻回になっていますが，鳥谷さんが求めていたのは痛み止めだけではなさそうです。というのも，もともと薬はあまり好きではないようで，藍野 Ns が担当の4月8日は，本人の希望を汲んで早送りせずに様子を見ることになったからです。

　このころからうとうととしながらも，穏やかな表情で過ごされることが増えてきているようでした。単にうとうととしているのではなく，つきものが落ちたかのように，こちらの言葉もスッと入るようになってきています。4月13日に藍野 Ns が夜勤で担当したときには，最初は深く眠っておられましたが，20時に訪室時には自然に覚醒されていて，声をかけると「ああ，食べてみようか」と希望され（水を向ける関わりにのってこられた），「ああ，美味しい」とにっこり笑顔になり，「ありがとう」と喜ばれます。うどん4分の1，みかんの缶詰の小皿全部，小芋1個を食べられ，美味しいと良い表情をされて夜もよく休まれました。

　4月16日（担当藍野 Ns），午前中は「痛いなあ」と言われることもあるが，オピオイドの早送りをするには至らず，午後からは友人が面会に来られ，涙を流すことなく穏やかに対応しています。娘さんとお孫さんが来

られたときにはしっかりと覚醒していて，アイス3口と甘酒を3口摂取されたとのこと。波はあるが，涙されず笑顔も多いこと，殻に閉じこもっていた時期から外に目が向くようになったことなどを，娘さんと話し合われたとの記載がありました。

4月18日はやはり藍野Nsが担当で，「午前は傾眠，……午後はいつものパターンで徐々に目を開けて会話が増える。友人2名の面会もきちんと人物の認識もあり，お話もされる。甘酒シャーベット5口摂取。……母の日のお花を眺めて笑顔あり。右下腿から足背に出ていた浮腫も消失している。時々……痛みあるが，強い痛みではない」という様子で，強い痛みもなく，気持ちも安定しているとのことでした。

4月20日は私が代診で診察にうかがいましたが，「まあまあです」と言われ，緩和病棟に移られて一番すっきりとした表情で，こちらの世界に戻ってこられたと感じさせるような様子でした。藍野Nsはこの日夜勤で，会話はあまりないが，時々開眼してにっこりと笑顔になり，朝も起きると笑顔で挨拶されたとのことでした。

4月23日（藍野Nsが担当）になると，酸素飽和度も低下し，呼吸状態も不安定になってきましたが，呼吸困難の訴えはなく，衰弱が進んでいるが折に触れて笑顔が見られるという状況でした。

4月24日の深夜に38度を超える熱が出て血圧も50台となり，危ない状況になったので，午前2時30分に娘さんたちが来院された。日勤は藍野Nsが担当で，声をかけると反応され，「痛くない」と言われてにっこりされました。今日，明日に息を引き取られる可能性についてもご家族に説明し，娘さんやお孫さんのそれぞれの思いにも配慮したケアを進めている様子が，詳細な記録から伝わってきます。

4月25日はやはり藍野Nsが担当で，朝，挨拶をするとパッチリと開眼しておられ，笑顔を見せられました。苦痛な様子は見られず，しっかりとした表情で受け答えもはっきりしています。一方で，身体的には呼吸状態

も厳しくなっていて，急な看取りの可能性も高くなっていると客観的な評価もされていました。娘さんも，「落ち着いてはいるけど，安心できるというわけではないですよね」と予断を許さない状況であることを認識しておられますが，一方で，状態が前日より安定しているように見えるため，夜は泊まらなくても大丈夫かな，とやはり状態を正確に把握したうえで対応されていました。

　翌日の4月26日には，呼吸状態がさらに悪化してきました。夜勤は藍野 Ns が担当で，娘さん，お孫さんも泊まられて見守られています。22時過ぎには，声にならない声でお孫さんの名前を呼ばれたとのことでした。27日の午前1時には，娘さんとお孫さんが横で寝ていることを藍野 Ns が伝えると，鳥谷さんは笑顔でうなずかれました。4時頃からさらに呼吸が不安定となり，6時過ぎには下顎呼吸となってきたため，ご家族には皆でそばにいてもらうように伝え，見守られることとなります。

　8時半には呼吸が止まり，しばらく家族の時間を持っていただいた後で，死亡確認のため医師が呼ばれましたが，この日も私が代診でしたので，私と藍野 Ns が訪室し，死亡確認させていただきました。最期を藍野 Ns と私とで看取らせていただいたのもご縁だと感じました。

潜行する恐怖

　抗がん剤治療を続けてきた患者に対して，抗がん剤の効果が限界に達し，これ以上の抗がん剤治療ができないと告げることは，医療者側からすると，無用な副作用を回避して少しでも体力を温存し，残された時間を有意義に使ってほしいとの思いからなされることでしょう。しかし，患者にとっては最後通告を突きつけられ，死が現実のものとして眼前に迫ってくるため，その恐怖は計り知れないものとなり得ます。その際，不安や痛みなどの症状が前面に出てくることも多いのですが，症状だけに目を奪われ

て，その背後にこれらの恐怖があるということまで思いが及ばないと，その恐怖は潜行します。一見平然として見えている場合は周囲も安心してしまいますから，本人は余計に一人絶望の淵に残されて恐怖が深みに潜り，マグマのように増大していくということになりかねないと思います。

　潜行する強い不安（恐怖）がせん妄を引き起こすと確信したのは，血液内科医として勤務をし始めて間もないころに出会った患者さんを通してでした[*31]。当時，病名告知は一般的ではなく，骨髄不全症といったマイルドな病名を伝えて治療を行っており，その患者さんにもそう伝えられていました。ところが，彼女は外泊中に前医で出された診断書を見て，自分の病名を知るところとなりました。外泊から戻られて話し合いの場を設け，事情を説明して，そのときはよく納得されたように見え，次の化学療法も普通に受けられました。

　ところが，その次の化学療法の最中（病名を知ってから 1 カ月半後）に，強いせん妄状態となり（お金がないという強い思い込みで訂正不能），せん妄から抜けるのに約 1 カ月を要しました。Ara-C 大量療法という強い抗がん剤の影響や，その副作用予防のために使ったステロイドの影響などはもちろん無視できないのですが，それだけではここまで強いせん妄に至らなかったと思いました。

　というのも，回復されたときに，「個室に入ったときからどんどん悪くなるような気がして，このまま逝ってしまうのかと心配だった。この部屋でたくさん亡くなっているのを知っているので……お金のこともだけど，実はこっちのほうが心配だったのだなって，大分わかるようになってきた」「このまま死んでしまうのではないか」と不安で，「箱か何かに閉じ込められて，私の言っていることが届かない感じだった」など，強い恐怖を感じておられたことを話してくださったからです。それで，私は強い恐怖

──────────

＊31　この患者さんについては，『緩和ケアという物語』（岸本，2015 a）で述べています。

がせん妄の引き金を引くこともあるのだと確信するようになりました。

　このような恐怖は外見上からはほとんど見えず，病名を知ってしまってからせん妄を発症するまでの1カ月半の間は，むしろ平然としておられるように見えたことが印象に残りました。病名を知った後で不安を表出されていたら，ここまで混乱されることはなかったかもしれません。恐怖が意識下に深く潜るために，潜行した恐怖がマグマのように増大して，意識を圧倒してしまう。それがいわゆるせん妄状態ではないかと当時は考えたのですが，現在もその考えに変わりはありません。

　鳥谷さんも，TS-1（抗がん剤）の効果はなく，X＋1年2月4日からゲムシタビン（抗がん剤）による治療が始まりましたが，残念ながら副作用のほうが強く出て，抗がん剤を継続できない状況となりました。膵臓がんに有効と考えられる化学療法は一通り行われたものの，進行を抑えられないという状況でしたから，2月23日にBSC（症状を和らげることに専念する治療）の方針が伝えられました。すでに述べたように，その恐怖のために疼痛閾値が下がって痛みが生じ，さらにはオピオイドで痛みが和らいだために再び恐怖が眼前に迫ることになったことが，せん妄を生じる要因として考えられるのではないかと思います[32]。

洞窟の中に入る

　鳥谷さんは3月14日に緩和ケア病棟に移られましたが，「全然わからん・・ドラマみたいや」「ここはコンテナ？　全然わからん」など，「穏やかだが見当識障害あり」という状況で，せん妄という診断がなされる状態

---

[32] 脳科学の知見を見ても，痛みの情動成分については，心理的な痛みと身体的痛みを区別できないことが明らかとなってきていますので，心が痛いのも体が痛いのも，痛みとしては同じと言えます。患者さんが痛いと言ったとき，体の痛みだけでなく，そこに心の痛みの響きを聞き取ることが大切になってくると思います。

でした。

　このような状況を評価して藍野 Ns が立てたケアプランは、「看護ケア
としては、1 日のリズムや見当識を整えるケア。時計、カレンダー設置。
朝・昼・夕とわかるように声かけ。食べないが食事の時間が来たら伝え
る」というもので、医学的には標準的な対応ですが、あまり有用だったと
は言えません。なぜならせん妄状態の患者さんは、例えて言うなら、暗い
洞窟の中を一人で恐怖に怯えながら彷徨っているような状態であり、無理
やり白日の下に引きずり出そうとしても、かえって恐怖を増してしまうと
いうことになりかねないと思うからです。

　藍野 Ns も標準的な対応に限界を感じていました。一方で、3 月 18 日に
は「娘と孫が来たときにはいつも良い表情をしているのは、きっと安心し
ているから。涙が出るのは、悲しさや不安だけでなく、嬉しかったり幸せ
だったり、いろいろな感情もありそう」と評価しており、家族の存在が安
心を与えることに気づいています。安心で症状が和らぐのですから、どう
すれば安心できるかと考えることが必要になりますが、先ほどの洞窟の例
えを使うなら、こちらも洞窟の中に入っていき、暗闇を共に歩きながら夜
目が利いてくるのを待つようなアプローチが必要だ、ということになるで
しょうか。

　STAS による評価を行うにあたり、藍野 Ns が私に相談してきたとき、
私は、症状をせん妄ととらえるだけでなく、異常な状況における正常反応
という観点からみてはどうだろうかと提案し、水を向けるような関わりが
よいのではと伝えてみました。これに後押しされるかたちで、藍野 Ns に
は患者が体験している暗い世界に入っていこうという構えができていった
のではないかと思います。

　こうして、ケアする側に患者の体験している世界に入っていこうという
構えができると、興味深いことが生じます。現実離れした、非日常的な体
験が語られたのです。3 月 24 日には、「何で私こんな夢みたん・・天国に

いるつもりやったのに，地獄みたいな夢（表情険しく，外に意識が向かない様子）。何か宗教の夢，娘がこんなんするなんてな〜。しんどい・・どうしてこうなった？　もう長くない命だから，G（孫の名前）を助けて・・G・・G・・精神的におかしなったから・・」と語られました。

　こういう語りをそのまま聞いていくことにはエネルギーがいります。聞き手は辛くなるので，「せん妄」ととらえて型どおりの対応を行ったり，薬物を投与して対処しようとするほうが楽でしょう。しかし，このような状況で患者が体験している「異界」（岸本，2020）にも目を向け，安心を与えることができれば，穏やかに最期を迎える可能性も開かれるのではないかと思います。

物語的水準への変化

　しばらくは「怖い夢ばかり見る」など，怖さが語られることが続きます。藍野 Ns はプライマリナースでしたから，受け持ちになることが多く，これを忍耐強く聞いていきます。そうすると，4 月 2 日ころから少し変化の兆しが見え始めました。それは語りの内容の変化というよりは，「これまでどちらかというと傾眠だったのが，この夜は多弁でいろいろと話された」と藍野 Ns が観察しているように，語りの形式的な側面における変化でした。

　強烈な体験をするとなかなか言葉にならない時期がしばらく続きますが，緊張が緩んでくると，誰彼となく，溢れるように語りたくなるモードになります。このようなモードで語られるのが，すでに本書では何度か述べたように，物語的水準の語りです。

　このころより鳥谷さんが多弁になり，特に阪神に関係する話題が増えてきたことは，先に述べたように，鳥谷さんの意識水準が創像的水準から物語的水準へと変化してきていることを反映するものだと思います。そし

て，語りが物語の水準へと変化したころから，意識が外に向くようにな
り，「水を向ける関わり」にも応じられるようになりました。

　具体的には，入浴を勧めると受け入れて入浴されたり，いちごのゼリー
を食べて美味しいと言われたり，お花見の誘いに乗ってテラスに出たりさ
れるようになってきました。さらに，他者を気遣う言動も増え，好きだっ
た阪神の話や昔話を語れるようになるなど，本来の鳥谷さんらしさを取り
戻している場面がたくさん見られました。暗い洞窟の奥から，薄明かりが
差し込む出口付近までやってきたと言えるでしょう。

笑顔の意味

　これ以降，穏やかに過ごす時間が増えてきましたが，混乱して涙したり
することがまったくなくなったわけではありませんでした。それでも，こ
のころから，日常のやりとりのなかで，常に自ら笑顔を相手に向けられる
ようになりました。「優しい視線を向けてにっこりと笑顔をくださるよう
になった」と藍野 Ns は記しています。徐々に病状が進行し，傾眠の時間
が増え，言葉でのやりとりは減っても，覚醒すると同じ笑顔を向けてくだ
さいました。それは，予後が数日から，呼吸状態が悪化して時間単位にな
るなかでも変わりませんでした。同じように笑顔を向けてくださっていた
とのことでした。

　藍野 Ns は笑顔について，以下のように考察してくれました。

　　他者に笑顔を向けるとき，その笑顔は，相手に好意的な思いを届け
　るための手段であったり，自らの心地よい感情から自然と出るもので
　あったり，言葉ではなく（笑顔という）表情でメッセージを伝えよう
　とするものであったり，複雑な思いをごまかしたりと，さまざまな意
　味を持つだろう。鳥谷さんの笑顔にもたくさんの意味があったのだろ

うと思う。それでも一つ確かだと感じられるのは，苦しみと恐怖を体験して涙していた鳥谷さんが，笑顔を他者へ向ける余裕と主体性を取り戻されたことである。主体性を取り戻すということは，生きる力を取り戻したことに等しいでのはないかと思う。

穏やかな最期だったと感じた意味

　鳥谷さんを看取ったあと，そのケアを振り返って藍野 Ns は，「これほど穏やかな看取りを見たことがなかったです」と私に話してくれました。そこで，その意味について彼女と考えました。

　経過を振り返ると，たくさん涙を流し，不安や恐怖の世界も体験されたし，膵臓がんの痛みもあったと思います。最後は肺炎を起こして，呼吸状態が悪化し，呼吸困難感や喘鳴などの呼吸症状も見られました。身体症状に関しても，主治医の先生や娘さんと相談しながら，できる限りの対応をしていたとはいえ，身体症状の推移だけ見ても，穏やかといって済ませられるような経過では決してありませんでした。ですから，「穏やか」といっても，身体的精神的苦痛が見られず，穏やかで眠るように最期のときを迎えられたという意味ではありません。

　それでも藍野 Ns には，鳥谷さんの最期を表現するとすれば，「穏やか」という言葉を選びたくなるような感触がありました。その感触がどこに由来するかをさらに掘り下げると，藍野 Ns は，鳥谷さんの苦しみや喜びにひたすら根気よく伴奏できたと感じたことが大きかったのではないか，と考えるようになったと言います。

　混乱している状況をこちらの体験世界を基準として判断しないで，単純に異常ととらえて関わるのではなく，鳥谷さんの心の動きをよくよく感じるように徹していく。そうすることで，日々の業務に埋もれてしまうことなく，最後まで鳥谷さんを見失わずにケアできたからこそ，そういう感触

が持てたのではないか，と彼女は考えました。これは大きな気づきだと私は思います。

　さらに，そのなかで彼女には，医療的なアプローチのしすぎを控えてケアするようになった，ということも見えてきました。たとえば，痛いと言われれば，モルヒネの早送りをしましょう，とすぐに反応するのではなく，ちょっと待って聞いていると，じつは注射をしてほしいわけではないということがわかってくる。

　鳥谷さんを見失わないということはそういうことです。そんなふうに，最後まで鳥谷さんのまま生きることを微力ながらもサポートできたという体験があってはじめて，こちらも「穏やかな最期」と思うことができるのではないか，そう彼女は振り返りました。

　また，不安や恐怖に涙することは，人間ならば死ぬまで常に持っているものであり，ある意味自然な反応でもあります。それが，こと終末期となると，どうして，患者が表現することに対して何とかしたいという気持ちになってしまったのだろうか，と藍野 Ns は自問しました。

　その問いに対する答えを探すうちに，こちらが何とかしようとするのではなく，患者が体験している世界をそのまま受け止めることが大切なのではないかと気づいていきました。そのような姿勢を持ち続けて関わることで，鳥谷さんは鳥谷さんらしさを取り戻していかれたのではないかと思います。

　とはいえ，せん妄状態にある患者の世界をそのまま受け止めることは，容易なことではありません。出発点として，たとえ断片でも患者の言葉を記録に残そうとすることが良いのではないかと思います。辻褄の合わない語りを記憶にとどめることは難しいのですが，それでも，辻褄が合わなくても，こちらが理解できないだけだと思って患者の言葉を尊重する。それが患者自身を尊重することにつながると思います。

　そんなふうにして，こちらの物差しで評価したり判断したりするのでは

なく，患者がいる世界に入っていく，いわば洞窟の中にも入って患者が体験している怖い世界のことも聞き続けるという姿勢が必要になります。家族の存在ももちろん大きな支えとなったと思いますが，それだけではこの穏やかな最期は実現しなかったと思います。藍野 Ns の，一貫して患者の世界に寄り添うような関わりがあればこそだと思うのです。

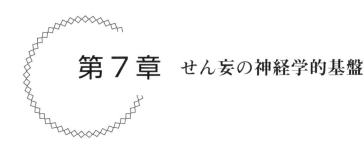

第7章 せん妄の神経学的基盤

DSM のせん妄のとらえ方

　これまで，事例に拠りながら，せん妄の心理的な側面に配慮した治療アプローチについて考えてきました。本章ではこれらのアプローチを，せん妄の神経学的基盤に関する知見と照らしてみたいと思います。まず，精神医学的観点からせん妄がどう定義されているかを見ておきましょう。

　現在，わが国では，『せん妄の臨床指針──せん妄の治療指針（第2版）』（日本総合病院精神医学会せん妄指針改訂班，2015）（以下，「臨床指針」と略します），および『がん患者におけるせん妄ガイドライン2019年版』（日本サイコオンコロジー学会・日本がんサポーティブケア学会，2019）（以下，「ガイドライン」と略します）の，2種類のガイドラインがありますが，いずれも米国精神医学会の「精神疾患の診断・統計マニュアル（第5版）（DSM-5）（American Psychiatric Association, 2013）の定義を採用しています。多くの研究においても DSM-5 の定義が用いられていますので，まず DSM の定義から見ておきます（訳書を一部改変しています。改変部分については後述します）。

　　A．注意の障害（すなわち，注意の方向づけ，集中，維持，転換する
　　　能力の低下）および気づきの障害（環境に対する見当識の低下）。

B．その障害は短期間のうちに出現し（通常数時間から数日），もととなる注意および意識水準からの変化を示し，さらに一日の経過中で重症度が変動する傾向がある。

C．さらに認知の障害を伴う（例：記憶欠損，失見当識，言語，視空間認知，知覚）。

D．基準 A および C に示す障害は，他の既存の，確定した，または進行中の神経認知障害ではうまく説明されないし，昏睡のような覚醒水準の著しい低下という状況下で起こるものではない。

E．病歴，身体診察，臨床検査所見から，その障害が他の医学的疾患，物質中毒または離脱（すなわち乱用薬物や医薬品によるもの），または毒物への暴露，または複数の病因による直接的な生理学的結果により引き起こされたという証拠がある。

　「臨床指針」では，DSM-Ⅳ-TR から DSM-5 に改訂された際の相違点として，①意識（consciousness）の障害から注意（attention）の障害に変更されたこと，②昏睡を鑑別に含めたこと，③認知機能障害に視空間認知の障害を例示したことが指摘されています。注意の障害がせん妄の本質であるとの立場をとっていることになります＊33。

　それでは注意の障害とは何かというと，たとえば話しかけられたときに，話しかけている人に注意を向け続けることが難しかったり（集中，維持の低下），話の方向が他に移ったときに，そちらに注意を向け直すこと

＊33　せん妄の中核に「注意の障害」があるとの立場が現在の精神医学を代表する考え方で，世界有数のがんセンターである MD アンダーソンのスタッフが中心となって作成された『サイコソーシャルオンコロジー』でも，DSM-5 が出される前から「せん妄の本質は注意の障害である」との立場をとっています。ただ，日本サイコオンコロジー学会等によるガイドラインでは，「意識の障害」と「注意の障害」が明確には区別されていないようですので，やや曖昧な立場をとっているように見えます。

ができなくなる（転換する能力の低下）ということです。また，ここでいう「気づきの障害」は，括弧書きで示されているように見当識の低下であり，意識レベルの低下というよりは周囲に対する関心の低下ととらえるべきでしょう。さらに，昏睡を鑑別に含めていますので，せん妄と意識障害とは区別するというのが基本的な立場だと思われます。

　なお，A 項目の「気づきの障害」は，訳書や論文，成書で「意識の障害」と訳されていたのを改変しました。原語は awareness で，これを「意識の障害」と訳してしまうと，DSM-5 でせん妄の本質が「意識の障害」から「注意の障害」に変更された点が見えなくなってしまいます。昏睡が鑑別診断に挙げられている点とも整合性がとれません。DSM-Ⅳ-TR において disturbance of consciousness と，consciousness という言葉が使われていたのが，DSM-5 では awareness に置き換えられていますから，別の訳語を充てるべきでしょう。

　もっとも，「気づきの障害」も広い意味では意識の障害に含まれますから間違いとまでは言えませんし，厳密に両者を分けることは難しい部分もありますが，DSM-5 では「注意・気づきの障害」と，より限定的な意味でとらえられていることを理解しておく必要はあるでしょう。

せん妄への脳科学的アプローチ

　せん妄は，精神科医や他の医師が遭遇する意識障害のなかで最も一般的なもので，どの病院でも見られるものです。ところが，その極めてありふれた性質とは対照的に，せん妄や混乱状態の根底にある神経的，あるいは神経力学的基盤の理解にはほとんど関心が向けられてきませんでした。臨床神経科学と意識障害の研究の両方で，せん妄の神経学的基盤に関する研究は不思議なほど軽視されてきた，とパンクセップは述べています（Panksepp, 2004）。

　それには理由があります。従来の神経画像研究や病理学的標本を検索するといった方法では，せん妄の臨床症候群と明確に相関する特異的な所見を見いだせなかったからです。発話に関わる脳の部位が障害されれば，失語を生じます。そのことから，言葉を話すためにはその脳部位が重要な役割を果たしているということがわかります。このようなかたちで脳の特定の部位の機能を見出していく方法は，臨床解剖学的方法と呼ばれてきました。

　ところが，せん妄は失語のように，特定の脳の部位の損傷と関連して現れるわけではありません。脳の構造的な異常によってせん妄が生じるわけではない。それで長らく，せん妄の神経学的基盤に関する研究には進展が見られませんでした。

　近年，少し変化が見られるようになりました。それは，機能的磁気共鳴画像（fMRI）や陽電子放射断層撮影（PET）を用いた脳機能に関わる画像研究が進歩し，脳の機能的な側面に新たな光が当てられるようになってきたからです。なかでも，脳のネットワークの接続性という観点からせん妄を理解しようとする研究が，少しずつ進んできています。ここではヤングの論文（Young, 2017）に拠りながら，せん妄と関連する知見について，その概要を紹介してみたいと思います。

　脳の機能的な側面が徐々に明らかにされるようになり，サンダーズとラパツィーニ（Sanders, 2011; Rapazzini, 2016）が，脳ネットワークの接続性の変化がせん妄の原因であるという考えを提唱しました。ヤングの論文も基本的にはこの考え方を受け継いで，さらに精緻な仮説を提唱していますので，まず「脳ネットワークの接続性」について，せん妄との関連で基本となる部分について述べておきましょう。

　なお，脳のネットワークのさらに基礎となるコネクトームという考え方（コネクトームとは脳のニューロンの接続性の全体を表す言葉で，2005 年の論文で，スポーンズが初めて用いた言葉です[*34]）については，その基

本的なテキストともいうべきオラフ・スポーンズ（Sporns, 2011/2020）の
『脳のネットワーク』の翻訳が，2020 年に出版されました。スポーンズら
の取り組みは，まだ方法論上の制約もあり，まずは大雑把な見取り図を得
るという目的から，部位コネクトームを明らかにしていくことを目指して
います。この領域の先駆者です。

　それに続くかたちで，さらに解像度を上げて個々のニューロンの接続性
まで見ていくニューロン・コネクトームに取り組んでいるのがセバスチャ
ン・スンで，彼の著書『コネクトーム』（Seung, 2012/2015）も訳出されて
います。この領域の基本的な知識を得るには最適な 2 冊です。

四つのネットワーク

　機能画像研究では，大脳皮質と皮質下灰白質（いずれもニューロンが集
族_{しゅう}している部位）は，ネットワークを構成する離散的なモジュール（ノー
ド，結節）の集合体として見るという考え方を採用しています。

　本当は一つ一つのニューロンを調べ，それぞれがどのニューロンと繋が
り，どのように連動したり反発したりしながら活動しているかを調べるの
が理想ですが（それを目指しているのがセバスチャン・スンです），現時
点ではさまざまな制約もあるため，まずは，ある程度の大きさの部位を機
能的な単位とみなして，その部位同士の機能的な繋がりを見ていくという
考え方をとっています。

　ですから，まだまだ非常にラフなアプローチではありますが，おおまか
な見取り図を得るという目的では，このようなラフなアプローチにも十分
に意味があると思います。本章で述べる脳科学の知見は，かなり単純化し

---

*34　connect（接続）＋ -ome（全体を意味する接尾辞）。同様の言葉としてゲノム
　　（gene〈遺伝子〉＋ -ome）があります。

て要点のみを述べていますが，それでも基本的な方向性としては，これまで私が述べてきた考え方は，脳科学が明らかにしつつあるせん妄の神経学的基盤に関する考え方と矛盾するものではなさそうだ，ということを示したいと思います。

DSM-5 でせん妄の本質が「注意の障害」であるとされたことは，その神経学的基盤を明らかにしていくうえで，大切な切り口となります。というのも，「注意」は認知科学における重要なテーマとして，脳科学的な研究が盛んに行われてきた分野だからです。

ヤングは，「注意」に大きく影響する複数の機能的な脳ネットワークのなかでも，特に重要なネットワークとして，以下の四つを挙げています[35]。

⑴ デフォルト・モード・ネットワーク（Default-mode Network：DMN）（Buckner et al., 2008）

⑵ 背側注意ネットワーク（Dorsal Attention Network：DAN）（Fox et al., 2006）

⑶ サリエンス・ネットワーク（Salience Network：SN）（Seely et al., 2007; Menon & Uddin, 2010）

⑷ 前頭頭頂制御ネットワーク（Frontparietal Control Network：FPCN）（Vincent et al., 2008）

せん妄の中核が注意の障害であるとすれば，これらの脳ネットワークはせん妄において機能不全を起こしているのではないか，という仮説が自然に浮かんできます。実際，この仮説に基づいていくつかの研究がなされて

---

[35] 脳のネットワークについては，さまざまな研究者がさまざまな名前で呼んでいますが，ここではヤングの論文で使われている名前をそのまま採用しておきます。

きました。それらについて紹介する前に，まず，このそれぞれのネットワークがどういうものか見ておきましょう。

【デフォルト・モード・ネットワーク（DMN）】

　DMN は主として，内側前頭前皮質（Medial prefrontal cortex），後帯状皮質（Posterior cingulate cortex），下頭頂葉（Inferior parietal lobule），外側側頭皮質（Lateral temporal cortex），海馬（Hippocampal formation）からなるネットワークで，安静にしているとき，たとえば静かな部屋で目を閉じているときなど，特定の課題を行っていないときに活動性が高まるため，デフォルト・モードと呼ばれています。

　特定のことを意図的に考えるのではなく，茫然とした状態で心の流れの赴くままに任せているようなときに活動が高まります。逆に，注意が外部環境の特定の刺激や課題に集中しているときには抑制されます。想像力を働かせたり将来のことを計画する場合にも DMN が必要ですが，後述のFPCN と協調し，その意図に指示されるかたちで働いていると考えられています。

　意識自体は，特に DMN の構成部位の協調的な機能に大きく依存している可能性があり，その機能が乱れると，意識の状態が変化する可能性があります。これは毎晩の睡眠時に生理的に見られる（Horovitz et al., 2009; Sämann et al., 2011）だけでなく，麻酔や脳損傷による意識状態の変化（Heine et al., 2012）でも見られます。

　このように，DMN の統合性は独立したネットワークとして，意識のレベルや環境に対する意識のレベルを決定する重要な要素であると考えられています。

【背側注意ネットワーク（DAN）】

　DAN は主として，頭頂間溝（Intraparietal sulcus），前頭眼野（Frontal

eye fields），上頭頂葉（Superior parietal lobule），中側頭運動野（Middle temporal motion cortex）からなるネットワークで，特定の外部の課題に注意を向けたときに活動性が高まります。注意が外部に向けられると，DMN が抑制されて DAN は活性化されます。逆に，外部刺激がない場合，DAN は抑制されて DMN は活性化されます。反相関（anticorrelation）と呼ばれるこの相互作用は，注意をさまざまな課題や関心領域に効率よく配置し，関係のない脳活動からの干渉を避けるのに不可欠なものです（Fox et al., 2005）。

【サリエンス・ネットワーク（SN）】

　SN は主として，前島（Anterior insula），前帯状皮質（Anterior cingulate cortex），扁桃体（Amygdala），腹側線条体（Ventral striatum），黒質／腹側被蓋野（Substantia nigra/ventral tegmental aria），視床（Thalamus）からなるネットワークで，報酬（腹側線条体／腹側被蓋野），感情（扁桃体），痛みやその他の感覚（視床），自律神経活動（前島），サイトカインやコルチゾールレベル（前帯状皮質）に関する入力を受け取ります。これによって，SN はホメオスタシスに関する重要な情報を監視して優先順位をつけることができます。

　また，SN は，注意の異なるモード間の切り替えを仲介するハブとなっているようで，DMN と DAN という二つの注意モードを切り替えるスイッチとして機能します（Bressler & Menon, 2010; Menon & Uddin, 2010; Sridharan et al., 2008; Uddin, 2014）。

　サリエンス（salience）というのは耳慣れない言葉だと思います。「目立つ」とか「顕著な」という意味があり，顕著型ネットワークと訳されることもあります。サリエンス・ネットワークと言われても，どういうネットワークなのかイメージしづらいと思いますが，語源に遡れば，そのニュアンスが汲み取りやすくなります。salience はもともと salio（飛ぶ，跳ね

る）という言葉に由来し，「顕著」といっても，程度が著しいというより
は，他と比べて目立つという意味のほうで用いられています。このネット
ワークは，他と比べて目立つ刺激に反応するということです。

　刺激が強くても，目立たなければ反応しない。脳は，無地の白紙にその
都度外部からの刺激が書き込まれるように反応することは稀で，むしろ，
ある程度の下書きがなされているところに書き込まれていく，とイメージ
するほうが実際のところに近いと思います。同じ刺激でも，下書きが異な
ると異なった処理がされるのは，ルビンの壺の認知などでよく知られてい
るところです。この下書きと，実際の入力とのズレ（これを予測誤差と呼
びます）が大きいときには，予想外のことが起きているので，そちらに注
意を向けるのが合理的な反応と言えます。

　サリエントな刺激とはこのような刺激を言います。夜空の月はサリエン
トだが，昼間の月はサリエントではない，ということです。ですから，こ
のネットワークは刺激それ自体を分析するというよりは，刺激が分析され
る背景（とその刺激との差）に関わる情報を処理していると言えると思い
ます。

【前頭頭頂制御ネットワーク（FPCN）】
　FPCN は主として背外側前頭前野（Dorsolateral prefrontal cortex：
DLPCF）と前下頭頂葉（Anterior inferior parietal lobule）からなるネッ
トワークで，注意の意図的なコントロールを行います。サリエンス・ネッ
トワークの要素とともに作動します。

注意とその調節

　特定の課題を行わず，呆然と気が向くままに空想をしているようなとき
には DMN の活動が高まるのに対し，特定の刺激や課題に意識が向かうと

きには DAN の活動が高まって，DMN の活動が抑制されます。注意という点で，DMN と DAN の活動は，一方が高まると他方は抑制されるというかたちで相反的に働きます。

　なお，クリストフら（Christoff, 2016）は注意に対する制約という観点から両者の違いを説明し，DMN を制約のない注意，DAN を限定された注意の状態における脳の活動パターンと呼んでいます。制約のない注意は注意散漫な状態ですから，一般的には注意を向けている状態とはみなされませんが，一般的な意味での注意（特定の刺激やテーマに意識を集中させる）がない状態（注意度ゼロ）ととらえておけばよいでしょう。

　DMN（不注意）と DAN（注意）の活動は，シーソーのように一方のモードが高まれば一方は低下するというかたちで変化するのですが，この切り替えを担っているのが，SN と FPCN という二つのネットワークです。たとえば，静かな部屋で空想しているような状態では，DMN の活動が高くなっています。

　そのとき，たとえば，自分を呼ぶ妻の声が聞こえると，そちらに意識が向かいます。外部刺激に反応して，制約のない注意が限定された注意に変わるわけですが，その切り替えは主に，妻の声というサリエントな刺激がSN を活性化し，SN が DMN を抑制すると同時に DAN を活性化することによって起こると考えられています。これがボトムアップ注意制御です。

　これに対して，静かな部屋で空想しているときに仕事のことを思い出し，資料を調べてみよう，というようなかたちで意図的に注意を集中されるということもあります。このような注意は，FPCN が DMN を抑制すると同時に，SN と協調して DAN を活性化することで生じると考えられています。これがトップダウン注意制御です。

　このように，注意の制御にはボトムアップ制御とトップダウン制御の2種類の制御があり，SN と FPCN がその調整を行っています。特に，SN は動機づけに重要な意味を持つ可能性のある内的刺激（ここでの内的は，

身体からの刺激という意味です）や，外的刺激，たとえば，報酬，痛みやその他の感覚，自律神経活動，不安，恐怖といった感情，ストレスに関する情報が収束する，というユニークな位置を占めています。

　SN は，これらの情報を監視し，流入してくる感覚データを処理される背景（文脈）を生み出して，ホメオスタシスを維持するための優先順位をつけて，注意に関わる限られたリソースを割り当てる，という見張りの役割をしていると考えられています。このような SN の特徴を考えるなら，SN の機能障害がせん妄における注意障害の重要な要因であるとの仮説を論理的に導き出すことが可能ですが，これについては後述します。

せん妄と脳の機能的接続性の変化

　チェら（Choi et al., 2012）は，fMRI を用いて，せん妄患者における脳の機能的接続性の変化を調べました。健常者では，DMN の機能的なハブに相当する後帯状回（PCC）と，FPCN のノードである背外側前頭前野（DLPFC）の間にも，負の相関が認められる（一方の活動が高まると他方は抑制される）のですが，せん妄患者ではこの負の相関が消失し，PCCと DLPFC の活動の間に正の相関が認められ，せん妄が改善するとこの変化は消失したとのことでした。

　DMN と FPCN の結合が増加すると，注意が DMN の活動を介して内部意識に向けられ，DAN の能力が低下し，外部環境への意識が低下したのではないかと考えられています。外部環境から刺激が入ってきても，DMN の活動が抑制されず，外界からの情報に注意が向けられないのではないかというわけです。さらに，せん妄患者では，SN の重要なノード（腹側被蓋野〈VTA〉や視床髄板内核〈intralaminar thalamic nuclei〉）間の接続性や，SN と FPCN の間の接続性も失われていました。これらの結

果は，脳の機能的接続性の障害が，せん妄において見られることを示唆しています。

　また，せん妄エピソード中に SPECT スキャンを受けた 22 人の患者を対象とした別の小規模な機能画像研究では，その結果が一様ではなかったものの，前頭部および頭頂部の血流の異常の証拠がいくつか認められました。これは DMN および／または FPCN を構成する部分への，血流の変化を反映している可能性があります（Fong et al., 2006）。

　さまざまな病因（術後，脳梗塞後，肝性脳症など）のせん妄を対象とした複数の SPECT 研究のレビュー（Alsop et al., 2006）では，結果にかなりのばらつきが認められたとはいえ，せん妄においては前頭前部と頭頂部の血流の異常が最も共通して見られたとのことでした。

　このほかにも，脳卒中患者のせん妄のレビュー（Perez et al., 2011）など，脳の機能的接続性の障害がせん妄の基礎であるという考えを支持する知見が蓄積されてきつつあります。

注意の調節障害を引き起こす要因

　DSM がせん妄を注意の障害と定義していることを切り口とし，注意に関する脳科学的の知見と照らすことで，せん妄を理解しようとしてきたわけですが，これまでのところ，脳の機能的接続性という観点から見ると，せん妄においては，制約のない注意（DMN）と限定された注意（DAN）に認められる反相関に変化が生じていることが示唆されてきました。

　さらに，注意に関する研究によれば，この切り替えを行っているのが SN と FPCN で，ボトムアップ制御とトップダウン制御の少なくとも二つの経路で制御がなされていることが明らかとなってきていますので，SN や FPCN の機能を妨げる要因は，せん妄を生じる可能性があると考えるのは自然な推論です。実際，ヤングもこの線上で論述を展開しています

(Young, 2017) ので，続けてヤングの議論を見ていきましょう。

　SN は，動機づけに重要な意味を持つ可能性のある内的刺激（ここでの内的は，身体からの刺激という意味です）や外的刺激，報酬，痛みやその他の感覚，自律神経活動，不安，恐怖といった感情，ストレスに関する情報が収束するというユニークな位置を占めていることについてはすでに述べました。この SN のユニークなポジションは，せん妄が多彩な要因によって生じることをうまく説明してくれます。

　たとえば，病気からのストレス[*36]が，脳機能に根本的に影響を与えることはよく知られていますが，炎症性サイトカインは SN に影響を及ぼすことが示されています（Capuron et al., 2005; Felger & Miller, 2012）。また，オピオイド，ベンゾジアゼピン，抗コリン剤などは，視床および線条体の機能を変化させ（Gaudreau & Gagnon, 2005），これによって SN の DMN/DAN の切り替えに支障が生じるものと考えられます。

　せん妄を誘発する可能性の高い多くの薬物に共通してみられる特徴が，SN の一つ以上の構成要素に有意な影響を与えるポテンシャルを持っているということで，せん妄の発症において，SN の機能障害が果たす役割が少なくないことが示唆されます。

　ヤングは「不安や恐怖もせん妄に寄与する（Anxiety, stress and fear may also be contributors to delirium.）」と述べています。不安や恐怖は，通常，せん妄の促進因子とみなされています。促進因子という言葉には，せん妄を生じやすくさせる背景を準備する，という意味合いが込められているように思います。たとえば，「不安が高い人はせん妄を起こしやすい」というように言われますが，その際，不安そのものはせん妄の原因とはみ

[*36]　ここでストレスとは，精神的なプレッシャーというような一般的な意味ではなく，生体にストレス反応（一連のサイトカインの放出と視床下部 - 下垂体 - 副腎軸〈HPA 軸〉の活性化）を生じるような侵襲を指します。

なされていません。

　しかし，神経回路のレベルで見るなら，不安や恐怖もその情動回路を介して SN に影響を及ぼしますから，感染症やオピオイドが SN に及ぼす影響と不安や恐怖のそれとを区別することは難しくなるようにも思います。通常，そうみなされているように，感染症やオピオイドをせん妄の原因とみなすのであれば，不安や恐怖もそうみなすべきではないでしょうか。

　SN の重要な構成要素である扁桃体は，恐怖や怒りといった感情の中枢でもありますから，SN の機能において感情が果たす役割は決して小さくないのではないかと思います。contributor という言葉には，単にせん妄の素地を作る（presdispose）というよりもさらに一歩踏み込んで，それ自体，病因としての意義もある，というニュアンスを汲み取りたくなります。

せん妄と神経伝達物質

　神経伝達物質という点から見ても，脳の機能的接続性の変化をモデルとするせん妄の理解は，臨床的に用いられているせん妄治療薬の意義をよく説明してくれます。というのも，SN と FPCN の制御に関与する主要な神経伝達物質は，ドーパミンとアセチルコリンだからです。抗コリン薬はせん妄を誘発することが古くから知られていましたし，せん妄の治療で使われる抗精神病薬はドーパミン拮抗薬だからです。

　ボトムアップとトップダウンの両方のメカニズムが，コリン作動性とドーパミン作動性の神経伝達に依存しています（Sarter & Bruno, 2000; Sarter & Paolone, 2011）。特に，ドーパミンはワーキングメモリに流入する情報の入場制限に関わっているようで（Gruber et al., 2006），ドーパミンが少なすぎるとワーキングメモリに関連する情報を更新することができなくなり，逆にドーパミンが多すぎると，無関係な情報までワーキングメモリへ

侵入させることになるとされています。したがって，注意に影響を与える
ドーパミンと適切な機能との関係は，U字曲線を形成します（Vijayragha-
van et al., 2007）。ドーパミンが少なすぎても多すぎてもせん妄を生じる可
能性があるということです。

　ドーパミンはまた，FPCN と DMN の間の結合を増強し，FPCN と
DAN の間の結合を減少させるということも報告されています（Dang et al.,
2012）。

せん妄の神経学的基盤に照らしてみると

　以上，ヤングの論文に拠りながら，ラフなかたちではありますが，現在
まで集積された脳科学の知見から想定されるせん妄の神経学的基盤につい
て概観してきました。

　せん妄は注意の障害であるという DSM の定義をもとに，注意に関する
脳科学的な研究に照らしてみますと，DMN と DAN の相反的な関係が，
せん妄においては変化していることが明らかになってきています。つま
り，通常であれば外部からの刺激に注意を向けるときには，DMN が抑制
されて DAN の活動が高まるのですが，せん妄状態では DMN が抑制され
ず，その活動が継続して DAN による情報処理に支障をきたしているので
はないかと考えられています。

　本書では，事例に基づき，精神分析の知見も援用しながら，せん妄にお
いては，二次過程による抑制が利かず，一次過程優位になっているのでは
ないかとの仮説を提唱してきました。DMN は制約のない注意の状態で優
位になりますから一次過程を，DAN は限定された注意を向ける時に活動
性が高まるわけですから二次過程を，それぞれ反映しているのではないか
と考えることは無理な推論ではないと思います。

　非常に単純化したモデルではありますが，臨床事例から導き出された仮

説（せん妄においては二次過程がうまく働かず一次過程優位になっている）と，DMNとDANの負の相関の消失という脳科学的な知見とは，もちろん一対一に対応させることはできないにしても，相応するものだと言えます。さらに夢見においてもDMNの活動性が高まることが明らかになっていますので，せん妄の語りを夢のように聞けばよいのではないかとの本書の提案は，この点でも矛盾するものではありません。

さらに，DMNとDANの切り替えは，SNとFPCNがボトムアップとトップダウンという2種類の方向から調整していることも明らかになっています。

このなかで，SNについては，体外からの刺激と体内からの情報とが収束して，刺激が処理されるための背景を生み出すことに関わっており，さまざまな要因がSNの機能に影響を与えてDMNとDANの切り替えがうまくいかなくなりせん妄が生じる，といったストーリーも十分考えられます。感染症によるサイトカインやストレス反応，オピオイド，ベンゾジアゼピンといった薬物は，いずれもSNに影響を及ぼすことから，せん妄が多彩な病状に伴って生じることも説明が可能です。

ここで注目したいのは，繰り返しになりますが，不安や恐怖の果たす役割です。精神医学的には，不安はせん妄の促進因子と位置づけられていますが，私は他の身体的要因と並んで，直接因子と位置づけるべきではないかと考えています。SNへの影響という点で言えば，不安をオピオイドや感染症などの直接因子と言われている要因とを区別することの根拠は薄弱であり，むしろ，SNを構成する要素の一つである扁桃体は，恐怖や怒りといった情動の中枢でもありますから，不安がせん妄に果たす役割は無視できないのではないかと考えられます。

また，第4章で，せん妄においてはSEEKINGシステムの活動が高まっているのではないかとの仮説も提唱しましたが，SEEKINGシステムはSNの重要な構成要素であるVTAを起点とする回路ですから，この仮説

も脳科学の知見と相応するものです。

　DSM はせん妄の本質を注意障害にあるととらえているように見えます。そのため，治療的なアプローチも注意を保つことに向けられることになりがちです。せん妄のケアで，カレンダーや時計を置くこと，眼鏡や補聴器の使用を促すこと，オリエンテーションを繰り返しつけることが強調されるのも，せん妄の本質が注意障害にあるとの認識に基盤があります。

　しかしながら，これまで見てきたように，注意は DMN と DAN のバランスによって保たれており，それを制御する SN や FPCN の機能不全がせん妄の発症に重要な役割をしているとするなら，注意の障害はせん妄の本質というよりは，その結果ということにならないでしょうか。そうだとすれば，注意を保とうとさせるようなこれらの治療的アプローチも，見直す必要があるのではないかと思います。

　もし，恐怖（第 2 章参照）のほうがせん妄の発症において，注意よりも第一義的な役割を持つとしたら，カレンダーや時計を置いて注意を保とうとするよりも，まずは恐怖に対する配慮を行うほうが理にかなっているということになると思うのです。

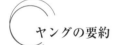
ヤングの要約

　まとめとして，ヤングの論文の末尾に付されているサマリーを，そのまま紹介しておきたいと思います。

　　結論として，せん妄は脳ネットワークの機能不全の状態であると提案する。DMN の接続性の変化は，意識レベルの変化につながる。DMN と DAN の切り替えに問題があると，環境に対する気づきが低下する可能性がある。複数の神経内分泌系および炎症性ストレス因子が SN に集中することで，ボトムアップ的な注意力のコントロールが

障害され，注意が散漫になる。コリン作動性経路やドーパミン作動性経路を変化させる薬物は，SN および / または FPCN の機能を混乱させる。炎症や神経内分泌ストレス反応は，ホメオスタシス的な性質をFPCN によるトップダウン注意制御から逸脱させる。トップダウン注意制御に問題が生じると，注意の意図的な制御が損なわれる。また，FPCN/SN 機能の喪失は，現実検討力を損ない，妄想や幻覚を助長する。これらの予測の多くは検証可能である。

　このモデルの長所の一つは，せん妄を生じうるさまざまな要因と最終的な共通の臨床症状を結びつける首尾一貫した経路を提供しようとしていることである。これは，従来のせん妄の研究には欠けていたものである。この理論の細部ついてはさらなる調査が必要である。脳ネットワークのパラダイムは，せん妄を引き起こす可能性のある一見無関係なストレス要因の多様性を一貫したものとして説明するのに役立ち，せん妄についてすでに知られていることの多くと一致しているように思われる。さらなる fMRI や PET による研究は，技術的な問題を抱えているにもかかわらず，このせん妄の理論により深い洞察を与えられるかもしれない。せん妄の神経生物学的基盤をより深く理解してこそ，せん妄のより良い治療が可能となる。　　　　（Young, 2017）

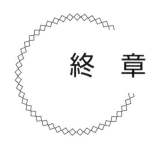

終　章

タクシーを呼んでください

　本書の最後に，私の印象に残っているエピソードをお伝えしておきたいと思います。これまでよりも少し顕微鏡の倍率を上げる感じで，臨床場面での具体的なやりとりを示しながら考えたいと思います。

　ずいぶん前のことで，私が緩和ケア病棟に入院している患者さんを受け持っていたときのことでした。帰宅途中に病院から電話があり，夜勤の看護師から，私が担当のある患者さんのせん妄がひどくなっていると報告を受けました。具体的にどんなやりとりをしたのか詳しく聞いたところ，次のようなやりとりがなされたとのことでした。患者さんの言葉を「　」で，看護師の言葉を〈　〉で示します。

　「タクシーを呼んでください」〈タクシーは来ませんよ〉「どうして呼んでくれないんですか」〈タクシーを呼んでどうするんですか？〉「家に帰る」〈帰れませんよ〉「どうして帰れないんだ！」〈ここがどこだかわかりますか？　病院ですよ〉「とにかく帰る！」

　タクシーを呼んでほしいという要求に対して，〈タクシーは来ませんよ〉と答えたときに，患者さんが「どうして呼んでくれないんですか」とさらに要求を押し通そうとするのは，現実原則に照らした調整が利いていないからです（一次過程優位）。ここで，〈タクシーを呼んでどうするんです

か？〉と尋ねたのはとてもよかったと思います。どういう欲求が背後にあるかを確認しようとしているからです。それで，家に帰りたいということがわかったところまではよかったのですが，〈帰れませんよ〉と言ったために，「どうして帰れないんだ！」とエスカレートしてしまいました。

　残念だったのは〈ここがどこだかわかりますか？〉という言葉で，二次過程の抑制が利いていないこの方にとっては，かえって火に油を注ぐことになってしまったのだと思います。〈ここがどこだかわかりますか？〉は，言うほうとしては事実を確認しようと思って口をついて出た言葉かもしれませんが，言われたほうからすれば，自分の尊厳を傷つけるものと響きかねません。

　看護師としては現実を認識してもらうことで，家に帰りたいという欲求を制御しようとしたのだと思いますが，SN や FPCN によるトップダウン注意制御がうまく働いていないとすると，現状を知的に認識してもらおうというこのやり方ではうまくいきません。その結果，最後は抗精神病薬の点滴で落ち着いていただくしかない，というようなことになるのではないかと思います。この患者さんもその夜は点滴が必要でした。

　確かに，現実的には家に帰ることはできないので，看護師が間違ったことを言っているわけではないのですが，せん妄状態で変化した脳のネットワークにふさわしい対応とは言えませんでした。

　かく言う私も重田さんに対して，7月29日に「柵を乗り越えて落ちそうに……」と言って怒らせてしまいました（第5章）から，人のことを言えた義理ではないのですが，それでも，自分が言うことに相手がどういう反応をしているか，それによって自分の言葉をどう変えていったらいいかということを考えるよう意識していますので，少しずつ打率を上げるように努力する必要はあります。自分の言葉が相手にどのように響いているかということを見ていないと，ここで生じたようなやりとりをほとんど無意識のうちに，何の悪気もなく繰り返してしまうことになります。

　もう一つ，当時は見えていなかったのが，「家に帰りたい」という言葉の背後に恐怖が隠れているということでした。緩和ケア病棟に入るということは，死が間近に控えているということであり，いくら医療者が，ただ死を待つだけの治療ではないとか，緩和ケアは治療初期から行う治療であってターミナルケアではないと否定したところで，死が差し迫っているという現実は如何ともしがたい。そういう状況に置かれて，恐怖を感じるのはごく自然な感情です。

　しかし，なかなかそれを表出することもできない。昼間はなんとか平然としているように装えても，夜の帳が下りて辺りは暗くなっていくと，ちょっとした物音や風が窓を揺らす音が不気味に響くようになってもおかしくありません。

　「帰りたい」という言葉の背後には，そういう恐怖が隠れていると医療者が察して，安心してもらえることが大切だという認識があれば，その後の対応も自ずと変わってくるかもしれません。この潜行した恐怖に思いを馳せることが，せん妄の治療では薬物や電解質などの直接要因の調整と並んで，大切なのではないかと思います。

バッグを取ってほしい

　偶然ですが，このタクシーをめぐるやりとりのあった数日後，別の患者さんでまた似たような事態が生じました。もう日は落ちて辺りは暗くなっていましたが，私は帰途につく前に，ある患者さんの病室に立ち寄りました。少し不安が強そうだったので気になっていたからです。患者さんの言葉を「　」で，私か看護師の言葉を〈　〉で示します。

　部屋に入ると，「バッグを取ってほしい」と言っておられ，夜勤の受け持ちの看護師が〈バッグはないですよ〉と言い，本人は「とにかく取ってほしい」と言われ，押し問答になりそうなところでした。そこで私は間に

割って入り，〈ああ，わかりました。一緒に探しましょうか〉と，二人で
バッグを探しました。病室の中を探しながら，〈バッグを探してどうされ
るんですか？〉と聞くと，「家に帰りたい」と言われたので，〈ああ，帰り
たいですよね〉と言いながらまたバッグを探します。「おかしいな」と言
われるのですが見つからないので，〈今日は夜も遅いですし，ベッドに帰
りませんか？〉と言ってみました。すると，「ベッドに帰る」と言われ，
そのままベッドに戻られました。〈疲れましたね，夜はゆっくり休んでく
ださいね〉と言うと，「わかりました」と言って落ち着かれました。薬も
使わずに休まれました。

　もちろん，いつもこんなふうにうまくいくとは限りません。欲求の勢い
が強いときには，お薬の力を借りなければならないこともよくあります。
それでも，聞き方によっては落ち着かれることもあるのです。いいことを
聞いた，次からは「ベッドに帰りましょう」と言ってみようと思っても，
おそらくうまくいきません。『こぶとりじいさん』の隣の爺のようなもの
です。一人一人状況も欲求の強さもその内容も異なるので，何をどのよう
に言うか，個別に手探りしながら探していく必要があります。

Objectless な SEEKING システム

　それでも，うまくいったときに，何が良かったのかを考えておくことで
次に活かせますから，分析してみましょう。

　上記のポイントは，「バッグを取ってほしい」と言われたときに「バッ
グはありませんよ」と言ってしまうのではなく，まず，バッグを一緒に探
すことで「バッグを取ってほしい」という欲求を満たそうと，共に行動し
たことです。そして，そのような行為を突き動かしている欲求がどんなも
のかを知りたくて，〈バッグを探してどうされるんですか？〉と尋ねたと
ころ，「家に帰りたい」という欲求，あるいは欲動があることがわかりま

した。

　一次過程優位になっているときに，その背後に何らかの欲求があること
は少なくありませんから，それが何なのかと考えてみることで関わりの手
がかりを探すのです。

　これまで「欲求」という言葉を使ってきましたが，この「欲求」は単な
る願望とは異なり，家に帰りたいという思いは，患者を駆り立ててバッグ
を取るなどの行為に駆り立てる力があります。この点で，精神分析の「欲
動」（Trieb, drive）と重なります（drive という言葉が，「駆り立てる」
という意味を持つとおりです）。ただ，精神分析で「欲動」という場合，
性的なニュアンスが付きまとうため，「欲求」という言葉を使ってきまし
た。

　精神分析における「欲動」から性的なニュアンスを取り除き，不快を避
け快を求めるように駆り立てる衝動ととらえると，SEEKING システムの
さまざまな特徴と重なります。この広い意味での「欲動」の神経相関物が
SEEKING システムだと考えられるようになっています（Solms & Zellner,
2012）。この SEEKING システムの特徴が，バッグをめぐるやりとりに光
を当ててくれます。

　バッグを一緒にしばらく探しても見つからない状況で，私は，〈今日は
夜も遅いですし，ベッドに帰りませんか？〉と誘ってみました。「家に帰
りたい」と言っておられたので，ベッドではありましたが「帰りません
か」と誘ったわけです。こうして，「帰りたい」という気持ちはそのまま
活かして，ベッドに「帰って」いただくことができました。

　この当時，せん妄の語りを聞くには感情が鍵になる，という感触を朧
げながらつかんでいましたので，一計を案じて「ベッドに帰りませんか」
と誘ってみたのですが，これがうまくフィットしました。

　のちに，SEEKING システムに関する脳科学的な知見を得るに及んで，
これは単なる偶然ではないと思うようになりました。SEEKING システム

は，欲求を満たす行動へと駆り立てるのですが，その特徴として object-less，つまり特定の対象と生得的に結びついているわけではないということがあります。特定の対象との結びつきは，学習によって獲得されるというわけです。

もしそうだとすると，「家に帰りたい」と言っておられるときに，必ずしも「家」でなくともよいと考えることができます。あるいは，今いるベッドをホームと考えれば，そこに「帰る」ことでも，その欲求が満たされる可能性があるということになります。このとき，私は言葉を選んで，意図的に（ベッドに）「帰りませんか」と言ってみたのです。その言葉がうまく入り，その夜は落ち着いて休まれました。

このように，ただ否定せずに受け流すだけでは足りず，その背後にある欲求を察して，それが何らかのかたちで満たされるような応答をすることが，気持ちを汲むことにつながるのではないかと思います。

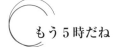

もう 5 時だね

似たようなエピソードがソームズの臨床事例でも示されています。

　　患　者：「もう 5 時だね」
　　看護師：「いや，まだ 10 時 10 分ですよ」
　　患　者：「いや，もう 5 時だ。もうすぐバフィー（彼の妻）が来るよ」
　　看護師：「5 時まではまだまだ時間がありますよ」
　　患　者：「そんなはずはない。（あたりをきょろきょろ見回して）。
　　　　　　やっぱり 5 時じゃないか。ほら」
　　彼が指をさした先には禁煙マーク（赤い円に斜線が引いてある）があった。そのマークを見て，自分の言っていることが正しいと彼は言うのであった。
　　　　　　　　　　　　　　　　　　　　　　　　　　（Solms & Zellner, 2012）

　この患者さんにとって，5時は奥さんが見舞いに来てくれる時間でした。だから，「もう5時だね」という言葉には，奥さんに早く来てほしい，という意味が込められているように見えます。

　ここで，この患者さんも二次過程による抑制が利かないため，「もう5時だ」と言い張ることになり，否定されればされるほど，訴えを聞いてほしいという気持ちになり，禁煙マークを指差して，あれが時計だと言い張るようなことになったのです。背後に不安が隠れている場合にはなおさらです。

　　「もう5時だね」
　　「いや，まだ10時10分ですよ」

　これは，外的事実に即した答えですが，患者の意を汲むことになりませんでした。そうしたらどう答えればよかったのでしょうか。たとえば，次のような応答はどうでしょう。

　　「もう5時だね」
　　「奥さん，早く来られるといいですね」

　このように答えれば，論理的には噛み合っていませんが，患者の意を汲むことになり，禁煙マークを指差して，「ほら5時だ」と言わせなくてもすんだかもしれません。外的事実を確認するような聞き方は，時に患者を追い込むことになるのです。こちらの言葉がどのように相手に入るかを見計らいながら，言葉かけを調整していくことができれば，症状の悪化を避けられる可能性があると思います。これは容易な道ではありませんが，その道が見つからないときは，謙虚な気持ちで自分にはわからないと伝えるほうが，事実を確認して相手を追い込むよりは，まだよいのではないかと

思います。

　ところで，ここで紹介したソームズのケースは，せん妄の患者ではありません。前交通動脈の動脈瘤が破裂し，両側の前頭葉と辺縁系に損傷を負った患者でした。この部位に損傷を受けると，作話と呼ばれる症状がよく見られることを神経心理学は教えてくれます。作話とは，神経心理学的には記憶障害の一種で，過去の出来事や現在の状況について誤った記憶に基づく発言や行動が認められ，それを訂正しようとすればするほど，話はどんどん膨らんで，都合のよい筋書きが作られていく，とされています。

　この症状は，せん妄患者でもよく見られるのではないかと思います。作話がせん妄の全貌を説明するものではありませんが，せん妄でも同様の展開（否定しようとするとますます話が膨らんでいく）が見られることが少なからずあり，作話とせん妄の関係については今後検討の余地があるのではないかと思います。ただし，「作話」という名前は，私はあまり好きではありません。患者が意図的に作り話をしていると，誤解される可能性があるからです。

　ここで，作話を生じやすいとされている前脳基底部健忘（Basal fore-brain amnesia）の責任病巣を見てみると，興味深い事実が浮かび上がります。

　　前脳基底部は，大脳皮質と間脳の接合部に位置し，中隔野，側坐核，ブローカの対角帯，マイネルトの基底核などから成る。前脳基底部における健忘の責任病巣としては，（1）コリン作動系であるブローカ対角帯核・中隔核の損傷とその側頭葉内側部への遠隔効果，（2）ドパミン系の関与する側坐核の損傷と線状体・淡蒼球系の障害の2つが考えられている（加藤，2001）。この症候群の典型的な臨床的特徴は，前向性健忘，時間的傾斜を伴う広範な逆行性健忘，遂行機能障害，作話，人格変化であり，コルサコフ症候群に類似しているが，非常に活

発な自発性作話が特徴である。さらに，前脳基底部健忘の神経心理学的特徴に関連して，前脳基底部の最も重要な役割は，記憶情報を時間的空間的に連結することであるという仮説がある（Tranel et al., 2000）。前脳基底部健忘は，臨床的には前交通動脈領域の動脈瘤破裂後に生じることが多く，前交通動脈症候群［anterior communicating artery syndrome（ACoA syndrome）］と呼ばれる（DeLuca, 1992）。この症候群では，前脳基底部以外に線状体（尾状核と被核）や前頭葉（眼窩面や背外側面）にも病巣があることが多く，このようなケースでは，非常に華々しい自発性作話（florid confabulation）がしばしば生じる。

（加藤，2008）

　私が注目したのは，最後の「線状体（尾状核と被核）や前頭葉（眼窩面や背外側面）にも病巣があることが多く，このようなケースでは，非常に華々しい自発性作話（florid confabulation）がしばしば生じる」という部分です。すでに述べたように，線条体は SN の構成要素，背外側前頭前野は FPCN の構成要素で，いずれも注意のボトムアップ制御／トップダウン制御に関わる領域です。この観点からすると，作話とせん妄患者の語りに重なりが見られることには，偶然以上の関連があることが示唆されます。今後の研究，検証が待たれるところです。
　いずれにしても，せん妄とか作話と診断するだけでは十分ではなく，そういう患者の話をどう聞いていけば安心してもらえるか，ということを考える必要があると思います。「ガイドライン」の家族向けのパンフレットに，「患者の言うことを否定しないようにする」とあるのは，基本的なスタンスとしては賛同します。これまで見てきたように，せん妄状態では一次過程が優位になっているため，抑制が利かなくなっているからです。
　とはいえ，これまで本書で論じてきたように，ただ否定しないようにするだけでは十分ではなく，病歴を丁寧にたどり，患者が置かれている状況

を把握しながら，やりとりのなかに関わりの手がかりを探していく。その際，どのような欲求が背後で動いているか，どのような感情が流れているかを，夢を聞くかのように聴いていく。特に，恐怖が潜行しているのではないかと考えて，恐怖に対する配慮を行うことは不可欠です。事実を確認するよりは，感情を汲み取るような聞き方のほうが安心されるでしょう。

　さらには，語りの内容だけでなく，語りの水準という形式的な側面にも注意を払い，語りの背後にある意識水準の変化にも目を向けておくことも必要ですから，このような関わりは，家族にのみ任せてよいことではなく，我々医療者にこそ，日々の臨床のなかから関わりの手がかりを探し，その知見を積み重ねていくことが求められるのではないでしょうか。

　さらに，当然のことながら，種々の身体的要因（オピオイドなどの薬物や高カルシウム血症，脳転移などの影響）を確認して対処することは，最低限医療者が身につけておかねばならないことですし，薬物療法も状況に応じて必要と考えますので，これらの側面を否定しているわけではありません。

　しかし，現在のせん妄に対する医学的観点は，身体的要因にのみ偏りすぎていると感じるため，本書で述べてきたような心理的な側面にももっと目を向けるべきではないかと思うのです。それでこそ，せん妄治療が目の行き届いたものになるのではないかと思います。

文　献

Agamben, G. (2008). *Signatura rerum: Sul metodo.* Torino: Bollati Boringhieri.（岡田温司・岡本源太訳〈2011〉．事物のしるし──方法について．筑摩書房）

Agamben, G. (2016). *Che cos'è reale?: La scomparsa di Majorana.* Vicenza: Neri Pozza.（上村忠男訳〈2018〉．実在とは何か──マヨラナの失踪．講談社）

Alsop, D. C., Fearing, M. A., Johnson, K., Sperling, R., Fong, T. G., & Inouye, S. K. (2006). The role of neuroimaging in elucidating delirium pathophysiology. *The Journals of Gerontology Series A Biological Sciences and Medical Sciences,* **61**, 1287-1293.

American Psychiatric Association (2013). *Diagnostic and statistical manual of mental disorders 5th ed.* Washington, D. C.: American Psychiatric Association.（日本精神神経学会監修〈2014〉．DSM-5 精神疾患の診断・統計マニュアル．医学書院）

Barends, E. G. R. & Briner, R. B. (2014). Teaching evidence-based practice: Lessons from the pioneers: An interview with Amanda Burls and Gordon Guyatt. *Academy of Management Learning & Education,* **13** (3), 476-483.

Bressler, S. L. & Menon, V. (2010). Large-scale brain networks in cognition: Emerging methods and principles. *Trends in Cognitive Sciences,* **14**, 277-290. [https://dx.doi.org/10.1016/j.tics.2010.04.004]

Buckner, R. L., Andrews-Hanna, J. R., & Schacter, D. L. (2008). The brain's default network: Anatomy, function, and relevance to disease. *Annals of the New York Academy of Sciences,* **1124**, 1-38. [http://dx.doi.org/10.1196/annals.1440.011]

Capuron, L., Pagnoni, G., Demetrashvili, M., Woolwine, B. J., Nemeroff, C. B., Berns, G. S., & Miller, A. H. (2005). Anterior cingulate activation and error processing during interferon-alpha treatment. *Biological Psychiatry,* **58**, 190-196. [http://dx.doi.org/10.1016/j.biopsych.2005.03.033]

Choi, S. H., Lee, H., Chung, T. S., Park, K. M., Jung, Y. C., Kim, S. I., & Kim, J. J. (2012). Neural network functional connectivity during and after an episode of delirium. *American Journal of Psychiatry,* **169** (5), 498-507.

Christoff, K., Irving, Z. C., Fox, K. C. R., Spreng, R. N., & Andrews-Hanna, J. R. (2016). Mind-wandering as spontaneous thought: A dynamic framework. *Nature Reviews Neuroscience,* **17**, 718-731. [http://dx.doi.org/10.1038/nrn.2016.113]

Dang, L. C., O'Neil, J. P., & Jagust, W. J. (2012). Dopamine supports coupling of attention-related networks. *Journal of Neuroscience,* **32**, 9582-9587. [http://dx.doi.org/10.1523/JNEUROSCI.0909-12.2012]

DeLuca, J. (1992). Cognitive dysfunction after aneurysm of anterior communicating artery. *Journal of Clinical and Experimental Neuropsychology*, **14**, 924-934.

Devlin, J. W., Roberts, R. J., Fong, J. J., Skrobik, Y., Riker, R. R., Hill, N. S., Robbins, T., & Garpestad, E. (2010). Efficacy and safety of quetiapine in critically ill patients with delirium: A prospective, multicenter, randomized, double-blind, placebo-controlled pilot study. *Critical Care Medicine*, **38** (2), 419-427.

Duffy, J. D. & Valentine, A. D. Eds. (2011). *MD Anderson manual of psychosocial oncology*. McGraw-Hill Education.（大中俊宏・岸本寛史監訳〈2013〉．MD アンダーソン サイコソーシャル・オンコロジー．メディカル・サイエンス・インターナショナル）

Edinger, E. (1996). *The Aion lectures*. Inner City Books.（岸本寛史・山愛美訳〈2020〉．ユングの『アイオーン』を読む．青土社）

Felger, J. C. & Miller, A. H. (2012). Cytokine effects on the basal ganglia and dopamine function: The subcortical source of inflammatory malaise. *Frontiers in Neuroendocrinology*, **33**, 315-327. [http://dx.doi.org/10.1016/j.yfrne.2012.09.003]

Fong, T. G., Bogardus, S. T., Daftary, A., Auerbach, E., Blumenfeld, H., Modur, S., Leo-Summers, L., Seibyl, J., & Inouye, S. K. (2006). Cerebral perfusion changes in older delirious patients using 99mTc HMPAO SPECT. *The Journals of Gerontology Series A Biological Sciences and Medical Sciences*, **61**, 1294-1299.

Fox, M. D., Corbetta, M., Snyder, A. Z., Vincent, J. L., & Raichle, M. E. (2006). Spontaneous neuronal activity distinguishes human dorsal and ventral attention systems. *Proceedings of the National Academy of Sciences of the United States of America*, **103**, 10046-10051. [http://dx.doi.org/10.1073/pnas.0604187103]

Fox, M. D., Snyder, A. Z., Vincent, J. L., Corbetta, M., Van Essen, D. C., & Raichle, M. E. (2005). The human brain is intrinsically organized into dynamic, anticorrelated functional networks. *Proceedings of the National Academy of Sciences of the United States of America*, **102**, 9673-9678. [http://dx.doi.org/10.1073/pnas.0504136102]

Gaudreau, J-D. & Gagnon, P. (2005). Psychotogenic drugs and delirium pathogenesis: The central role of the thalamus. *Medical Hypotheses*, **64**, 471-475. [http://dx.doi.org/10.1016/j.mehy.2004.08.007]

Gruber, A. J., Dayan, P., Gutkin, B. S., & Solla, S. A. (2006). Dopamine modulation in the basal ganglia locks the gate to working memory. *Journal of Computational Neuroscience*, **20**, 153-166. [http://dx.doi.org/10.1007/s10827-005-5705-x]

Heine, L., Soddu, A., Gómez, F., Vanhaudenhuyse, A., Tshibanda, L., Thonnard, M., Charland-Verville, V., Kirsch, M., Laureys, S., & Demertzi, A. (2012). Resting state networks and consciousness. *Frontiers in Psychology*. [http://dx.doi.org/10.3389/fpsyg.2012.00295]

Hobson, J. A. & McCarley, R. (1977). The brain as a dream state generator: An activation-synthesis hypothesis of the dream process. *American Jounrnal of Psychiatry*, **134**, 1335-1348.

Horovitz, S. G., Braun, A. R., Carr, W. S., Picchioni, D., Balkin, T. J., Fukunaga, M., & Duyn, J. H. (2009). Decoupling of the brain's default mode network during deep sleep. *Proceedings of the National Academy of Sciences*, **106**, 11376-11381. [http://dx. doi.org/10.1073/pnas.0901435106]

石丸正吾（2020）．「自己治癒力」としてのせん妄．ヘルメス心理療法研究，**24**，107-118.

井筒俊彦（1983）．コーランを読む．岩波書店

神田橋條治・栗原幸江・井上美穂・柄澤祐可・加藤真樹子（2016）．ともにある〈5〉．木星舎

加藤元一郎（2001）．前脳基底部病変と記憶障害．神経研究の進歩，**45**，184-197.

加藤元一郎（2008）．記憶とその病態．高次脳機能研究，**28** (2)，206-213.

岸本寛史（1996）．悪性腫瘍患者の語り．心理臨床学研究，**14** (3)，269-278.

岸本寛史（1999）．癌と心理療法．誠信書房

岸本寛史（2004）．緩和のこころ——癌患者への心理的援助のために．誠信書房

岸本寛史（2015a）．緩和ケアという物語——正しい説明という暴力．創元社

岸本寛史編（2015b）．ニューロサイコアナリシスへの招待．誠信書房

岸本寛史（2018）．迷走する緩和ケア——エビデンスに潜む罠．誠信書房

岸本寛史（2020）．がんと心理療法のこころみ——夢・語り・絵を通して．誠信書房

Lawlor, P. G., Gagnon, B., Mancini, I. L., Pereira, J. L., Hanson, J., Suarez-Almazor, M. E., & Bruera, E. D. (2000). Occurrence, causes, and outcome of delirium in patients with advanced cancer: A prospective study. *Archives of internal medicine*, **160** (6), 786-794.

Manoliu, A., Riedl, V., Zherdin, A., Mühlau, M., Schwerthöffer, D., Scherr, M., Peters, H., Zimmer, C., Förstl, H., Bäuml, J., Wohlschläger, A. M., & Sorg, C. (2014). Aberrant dependence of default mode/central executive network interactions on anterior insular salience network activity in schizophrenia. *Schizophrenia Bulletin*, **40**, 428-437. [http://dx.doi.org/10.1093/schbul/sbt037]

Menon, V. & Uddin, L. Q. (2010). Saliency, switching, attention and control: A network model of insula function. *Brain Structure and Function*, **214**, 655-667. [http://dx.doi. org/10.1007/s00429-010-0262-0]

中井久夫（1982）．分裂病と人類．東京大学出版会

中井久夫（1998）．最終講義——分裂病私見．みすず書房

Namba, M., Morita, T., Imura, C., Kiyohara, E., Ishikawa, S., & Hirai, K. (2007). Terminal delirium: Families' experience. *Palliative Medicine*, **21** (7), 587-594.

日本総合病院精神医学会せん妄指針改訂班編（2015）．せん妄の臨床指針——せん妄の

治療指針（第2版）．星和書店

日本サイコオンコロジー学会・日本がんサポーティブケア学会編（2019）．がん患者に おけるせん妄ガイドライン2019年版．金原出版

Panksepp, J. (1998). *Affective neuroscience: The foundations of human and animal emotions.* New York: Oxford University Press.

Panksepp, J. Ed. (2004). *Textbook of biological psychiatry.* Hoboken, N. J.: Wiley-Liss.

Panksepp, J. & Biven, L. (2012). *The archaeology of mind: Neuroevolutionary origins of human emotion.* New York: W. W. Norton & Company.

Perez, D. L., Catenaccio, E., & Epstein, J. (2011). Confusion, hyperactive delirium, and secondary mania in right hemispheric strokes: A focused review of neuroanatomical correlates. *Journal of Neurology & Neurophysiology.* [http://dx.doi.org/10.4172/2155-9562.S1-003]

Rapazzini, P. (2016). Functional interrelationship of brain aging and delirium. *Aging Clinical and Experimental Research,* **28**, 161-164. [http://dx.doi.org/10.1007/s40520-015-0379-3]

Rock, A. (2003). *The mind at night : The new science of how and why we dream.* New York: Basic Books.（伊藤和子訳〈2009〉．脳は眠らない——夢を生みだす脳のしくみ．ランダムハウス講談社）

Sackett, D. L., Rosenberg, W. M., Gray, J. A., Haynes, R. B., & Richardson, W. S. (1996). Evidence based medicine: What it is and what it isn't. *British Medical Journal,* **312**, 71-72.

Sacks, O. (2012). *Hallucinations.* Picador.（大田直子訳〈2014〉．見てしまう人びと——幻覚の脳科学．早川書房）

サックス，オリヴァー著／太田直子訳（2015）．道程——オリヴァー・サックス自伝．早川書房

斎藤清二（2013）．事例研究というパラダイム——臨床心理学と医学をむすぶ．岩崎学術出版社

Sämann, P. G., Wehrle, R., Hoehn, D., Spoormaker, V. I., Peters, H., Tully, C., Holsboer, F., & Czisch, M. (2011). Development of the brain's default mode network from wakefulness to slow wave sleep. *Cerebral Cortex,* **21**, 2082-2093. [http://dx.doi.org/10.1093/cercor/bhq295]

Sanders, R. D. (2011). Hypothesis for the pathophysiology of delirium: Role of baseline brain network connectivity and changes in inhibitory tone. *Medical Hypotheses,* **77**, 140-143. [http://dx.doi.org/10.1016/j.mehy.2011.03.048]

Sarter, M. & Bruno, J. P. (2000). Cortical cholinergic inputs mediating arousal, attentional processing and dreaming: Differential afferent regulation of the basal forebrain by telencephalic and brainstem afferents. *Neuroscience,* **95**, 933-952.

Sarter, M. & Paolone, G. (2011). Deficits in attentional control: Cholinergic mechanisms and circuitry-based treatment approaches. *Behavioral Neuroscience,* **125**, 825-835. [http://dx.doi.org/10.1037/a0026227]

Seeley, W. W., Menon, V., Schatzberg, A. F., Keller, J., Glover, G. H., Kenna, H., Reiss A. L., & Greicius, M. D. (2007). Dissociable intrinsic connectivity networks for salience processing and executive control. *Journal of Neuroscience,* **27**, 2349-2356. [http://dx. doi.org/10.1523/JNEUROSCI.5587-06.2007]

Seung, S. (2012). *Connectome: How the brain's wiring makes us who we are.* Houghton Mifflin Harcourt. （青木薫訳〈2015〉．コネクトーム――脳の配線はどのように「わたし」をつくり出すのか．草思社）

Solms, M. (1997). *The neuropsychology of dreams : A clinico-anatomical study.* New York: Psychology Press.

Solms, M. & Turnbull, O. (2002). *The brain and the inner world: An introduction to the neuroscience of the subjective experience.* New York: Other Press. （平尾和之訳〈2007〉．脳と心的世界――主観的経験のニューロサイエンスへの招待．星和書店）

Solms, M. & Zellner, M. (2012). The Freudian unconscious today. In A. Fotopoulou, D. Pfaff & M. A. Conway (Eds.), *From the couch to the lab: Trends in psychodynamic neuroscience.* Oxford University Press, pp.209-218.

Sporns, O. (2011). *Network of the brain.* MIT press. （下野昌宣訳〈2020〉．脳のネットワーク．みすず書房）

Sridharan, D., Levitin, D. J., & Menon, V. (2008). A critical role for the right fronto-insular cortex in switching between central-executive and default-mode networks. *Proceedings of the National Academy of Sciences of the United States of America,* **105**, 12569-12574. [http://dx.doi.org/10.1073/pnas.0800005105]

STAS ワーキング・グループ（2007）．STAS-J（STAS 日本語版）スコアリングマニュアル――緩和ケアにおけるクリニカル・オーディットのために（第3版）．日本ホスピス・緩和ケア研究振興財団

樽味伸（2006）．臨床の記述と「義」――樽味伸論文集．星和書店

Tinbergen, E. & Tinbergen, N. (1972). *Early childhood autism: An ethological approach.* London: Taylor & Francis. （田口恒夫訳〈1976〉．自閉症児・治癒への道――文明社会への動物行動学的アプローチ．新書館）（さらに増補版の翻訳が 1987 年に新曜社から出版された）

Tranel, D., Damasio, H., & Damasio, A. R. (2000). Amnesia caused by herpes simplex encephalitis, infarctions in basal forebrain, and anoxia/ischemia. In F. Boller & J. Grafman (Eds.), *Handbook of Neurology. 2nd ed. Vol.2.* Amsterdam: Elsevier Science Publishers, pp.85-110.

津田篤太郎（2019a）．「とまどい」の名人芸．緩和ケア，**29** (5), 409.

津田真人（2019b）.「ポリヴェーガル理論」を読む――からだ・こころ社会. 星和書店

Uddin, L. Q. (2014). Salience processing and insular cortical function and dysfunction. *Nature Reviews Neuroscience* ,**16**, 55-61. [http://dx.doi.org/10.1038/nrn3857]

Vijayraghavan, S., Wang, M., Birnbaum, S. G., Williams, G. V., & Arnsten, A. F. T. (2007). Inverted-U dopamine D1 receptor actions on prefrontal neurons engaged in working memory. *Nature Neuroscience*, **10**, 376-384. [http://dx.doi.org/10.1038/nn1846]

Vincent, J. L., Kahn, I., Snyder, A. Z., Raichle, M. E., & Buckner, R. L. (2008). Evidence for a frontoparietal control system revealed by intrinsic functional connectivity. *Journal of Neurophysiology,* **100**, 3328-3342. [http://dx.doi.org/10.1152/jn.90355.2008]

山中康裕（1985）.「症状」の象徴的な意味について. 河合隼雄編　子どもと生きる. 創元社（山中康裕〈2001〉. たましいの視点――児童・思春期の臨床 (2). 山中康裕著作集. 岩崎学術出版社）

Young, J. W. S. (2017). The network model of delirium. *Medical Hypotheses,* **104**, 80-85. [http://dx.doi.org/10.1016/j.mehy.2017.05.027]

あとがき

　本書の原稿を仕上げ，ゲラが届くまでの間に読んだ，大岩孝司先生の
『もしもあなたががんになったら』（晩聲社，2011 年）にこんなエピソー
ドが書かれていました。

　大山さん（仮名）は，食道がんと診断され，抗がん剤治療が始まってま
もなくせん妄と診断され，がん治療のチームと緩和ケアチームのスタッフ
が入れ替わり立ち替わり，病室に現れるようになりました。ところが，
「臨床心理士が来て『今日は何日でしょうか？』，緩和ケア医が『今日が何
日だか，わかりますか？』。精神腫瘍医が来て『今日は何日ですか？』，が
ん看護専門看護師が『今日は何日でしょうね？』，緩和ケア認定看護師が
『今日は何日でしたっけ？』，ソーシャルワーカーも『今日は……』と，一
人ずつ別々に来て同じことを聞いては部屋を出ていくのです。大山さんに
とっては意味不明。何度も当たり前のことを聞かれ，馬鹿にされたような
気分にもなったと，後で家族に怒っていたそうです」（大岩孝司『もしも
あなたががんになったら』晩聲社，2011 年，89 頁）。

　せん妄に対するアプローチに欠けている部分を浮き彫りにしてくれるエ
ピソードです。日時や場所などの見当識が保たれているかを確認するため
に，「今日は何日か」と聞くことはせん妄の評価に必要とされていますの
で，間違った対応ではないとの意見もあるかもしれません。でも，ここに
は，患者の視点から考えるという一人称的な観点，あるいは，こちらの関
わり方で症状が悪化したり和らいだりすることもあるという二人称的な観
点が欠けています。これらの観点がなぜ大切かというと，本書で論じてき
たように，せん妄の症状は周囲の関わり方で悪化もすれば和らぐ部分があ

るからです。日時を確認するだけでもせん妄の症状は悪化することがあり
うると心得て関係を結んでいこうとするような視点は，三人称的な観点だ
けでは生まれてきません。

　大岩先生のこの御著書を読みまして，先生は，本書で論じたエッセンス
をすでに見抜いて実践しておられたことを知り，不明を恥じることになり
ました。大岩先生にご縁をいただいたのは 2017 年のことです。現在の緩
和ケアのあり方に強い疑問を持ち，あるべき姿を一緒に勉強したいとの思
いから始められた「さくさべセミナー」で講演の機会をいただきました。
先生は，特に「耐えがたい苦痛」に対する鎮静のあり方に強い危機感を抱
いておられ，私も同じ考えでしたから，先生のお考えに強く共鳴すると同
時に，勇気づけられました。以来，ことあるごとにやりとりをさせていた
だいておりましたが，先生のせん妄への深い洞察に迂闊にも気づいており
ませんでした（「もしもあなたががんになったら」というタイトルに怖気
づいて手に取れないままでしたが，今回入手して，せん妄への見事な取り
組みが書かれていることを知ったという次第です）。

　大岩先生は「がん終末期の患者さんの言うこと，することには全て意味
があります。関わる人が，そのことを理解できないだけなのです」（同書，
69 頁）と述べておられますが，まったく同感です。せん妄になると，カ
ルテにはよく「辻褄の合わないことを言っている」などと書かれますが，
大岩先生が言われるように，客観的（三人称的観点から）に「辻褄の合わ
ないことを言っている」と評価する姿勢で臨むか，「こちらが理解できな
いだけだ」と謙虚な姿勢で臨むかは，大きな違いです。そして，こちらの
姿勢は患者にも伝わります。

　もう一つ，同書から引用させていただきましょう。コールが頻回になっ
た患者（宮永さん）に対する対応の相談を施設の職員から受けて，大岩先
生は，（対応は）「今までと同じでいいんです。特別な態勢はいりません。
ただ一つだけお願いがあります。宮永さんの身体の状態も，気持ちも，今

お話ししたように大変な状態になっています。ですから，宮永さんは今大変なんだ，その中で必死にがんばっているんだ，という気持ちで接してあげてください。それだけで絶対に違うと思います」と施設の職員に頼まれ，その夜から「息苦しい」と言われなくなり，スタッフを呼ぶことも少なくなったそうです（同書，75頁）。

　関わる者の気持ちの持ちようだけでもこれだけ変わる可能性があるということを見事に示しています。ただし，この展開は，大岩先生が，ちゃんと患者の診察をして話を聞き，家族やスタッフの話も丁寧に聞かれたうえで可能になったものであるということを忘れてはなりません。いいことを聞いた，せん妄の患者に対しては，患者も必死に頑張っているんだとスタッフにアドバイスすればいい，と短絡的に考えるなら，「こぶとりじいさん」の隣の爺になるのがオチでしょう。

　また，「心にマグマをため込んでいく」（同書，68頁）ことがせん妄につながる，との指摘もなされています。本書でも127頁で潜行する恐怖が「マグマのように増大していくということになりかねない」と，「マグマ」という比喩を使っています。地表に上昇したマグマが火山の噴火を引き起こすことから，マグマは怒りの比喩として使われることも多いですが，ここでは，心の奥底潜った恐怖が表に出てくるとせん妄という形で噴出することからの喩えです。

　病歴を丁寧に辿り，患者自身の視点からどう見えているかと想像力を働かせることができれば，こういった側面は自ずと見えてくると思います。これまで，緩和ケアでせん妄の身体的要因のみが強調されてきたのは，客観性を重視するあまり，患者の主観的な体験や関係的な側面に目があまり向けられていないからではないかと思います。

　最後になりましたが，恩師の山中康裕先生と立命館大学の斎藤清二先生，愛知県がんセンターの小森康永先生，今年の4月から同僚となった松本晃明先生，京都先端科学大学の山愛美先生をはじめとして，逐一お名前

を挙げることができませんが日頃お世話になっている先生方，誠信書房の中澤美穂さん，山口真理子さんにも感謝申し上げます。松本先生には第1章と第2章に目を通していただき，貴重なご意見もいただきました。また第6章は，岸本寛史他「せん妄患者が体験している世界や感情に寄り添う視点を持つこと」（『ヘルメス心理療法研究』，23(1), 13-27）に加筆修正を加えたものであることをお断りしておきます。

　せん妄の治療において，心理的側面への配慮はもっと強調されるべきだと思います。本書がその一助となればと願っています。

　　2020年12月25日

岸本寛史

人名索引

事項索引

著者紹介

岸本寛史（きしもと　のりふみ）

1966年　鳥取市に生まれる
1991年　京都大学医学部卒業
2004年　富山大学保健管理センター助教授
2007年　京都大学医学部附属病院准教授
現　在　静岡県立総合病院緩和医療科部長
著訳書
『癌と心理療法』『緩和のこころ』『バウムテスト入門』『迷走する緩和ケア』『がんと心理療法のこころみ』『臨床バウム』(編)『ニューロサイコアナリシスへの招待』(編)『臨床風景構成法』(共編) コッホ『バウムテスト[第3版]』(共訳) ブロンバーグ『関係するこころ』(共訳) 以上 誠信書房, 『緩和ケアという物語』『コッホの『バウムテスト第三版』を読む』(共著) 以上 創元社, モンゴメリー『ドクターズ・ストーリーズ』(共監訳) 新曜社, グッドヘッド他(編)『みんなのスピリチュアリティ』(共訳) 北大路書房, エディンジャー『ユングの『アイオーン』を読む』(共訳) 青土社ほか

せん妄の緩和ケア ── 心理面への配慮

2021年2月20日　第1刷発行

著　者	岸　本　寛　史	
発行者	柴　田　敏　樹	
印刷者	西　澤　道　祐	

発行所　株式会社　誠信書房

〒112-0012　東京都文京区大塚 3-20-6
電話　03(3946)5666
http://www.seishinshobo.co.jp/

がんと心理療法の
こころみ
夢・語り・絵を通して

岸本寛史 著

がん患者の語り、異界体験ともいえる夢、自由に描かれた絵から、がんという病の体験過程を内科医が臨床心理学的に診た異色作。

A5判並製　定価（本体3900円＋税）

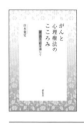

迷走する緩和ケア
エビデンスに潜む罠

岸本寛史 著

エビデンス・ベイスト・メディスン（EBM）の盲点を挙げ、患者の語りの重要性を治療プロセスに沿って考察。事例研究の重要性を、ニューロサイエンスの知見も取り入れながら、緩和医療の現場に役立てられる形で訴えた、真の医療のあり方を追究した意欲作。

A5判並製　定価（本体3000円＋税）

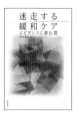